これでわかる
ピロリ除菌療法と保険適用 改訂第5版

ガイドラインに基づく活用法

高橋信一 著

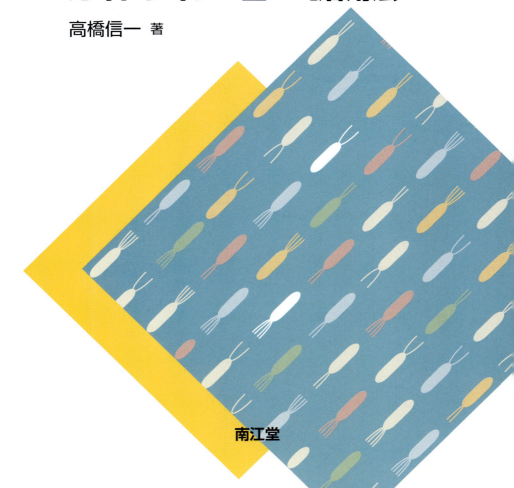

南江堂

口 絵

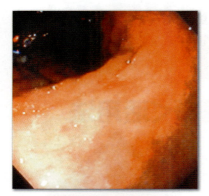

除菌療法前の胃内視鏡写真：
萎縮性胃炎（本文 16 頁参照）

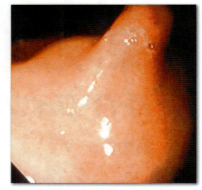

除菌療法後の胃内視鏡写真：
1 と同一例（本文 16 頁参照）
著明な改善がみられます．

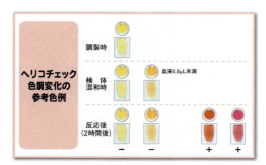

ヘリコチェックの色調変化（本文 29 頁参照）

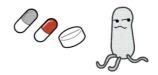

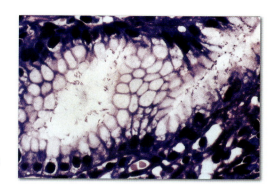

4 Giemsa 染色により染色された *H. pylori*（本文 30 頁参照）

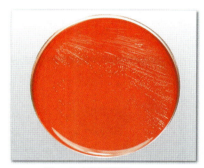

5 *H. pylori* のコロニー
（本文 31 頁参照）

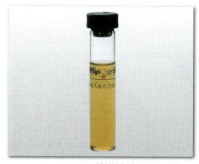

6 *H. pylori* の輸送培地：シードチューブ HP（本文 31 頁参照）
培地の上から 1 cm くらいのところに胃生検材料を埋没させます．

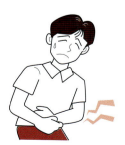

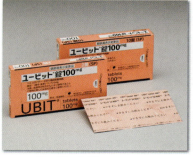

7 ユービット錠
（本文 37 頁参照）

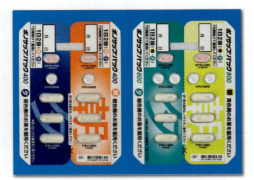

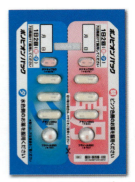

 8 ボノサップパック 400・800 の 1 日分
（本文 54 頁参照，2016 年 9 月時点の武田薬品工業（株）HP より許可を得て転載）

 9 ボノピオンパックの 1 日分
（本文 57 頁参照，2016 年 9 月時点の武田薬品工業（株）HP より許可を得て転載）

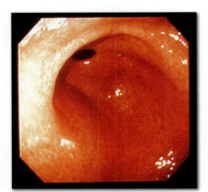

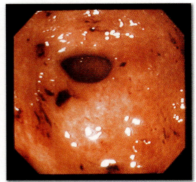

10 除菌療法前の胃前庭部内視鏡写真：59 歳，女性
（本文 78 頁参照）

11 除菌療法後の胃前庭部内視鏡写真：10 と同一例（本文 78 頁参照）
出血びらんの多発を認めます．

改訂第5版の序

　2000年，胃潰瘍・十二指腸潰瘍に対する *Helicobacter pylori* 除菌療法が保険適用となりました．これを受け，適正な保険算定を願い，拙著を上梓いたしましたが，それから16年が経ちました．この間，保険適用疾患や検査法，そして治療薬など，時代とともにどんどん本除菌療法が進化し，2013年にはとうとう念願の「ヘリコバクター・ピロリ感染胃炎」が保険適用となりました．*H. pylori* に感染していれば，そこには必ず胃炎が存在するわけですので，これですべての *H. pylori* 感染者は保険により除菌療法を受けられるようになりました．世界でも類のない素晴らしい出来事でした．

　また，1994年には世界保健機関（WHO）の下部組織，国際がん研究機関（IARC）より，*H. pylori* 感染は胃がんの原因だと報告されましたが，2012年再び *H. pylori* の除菌により胃がんの発症が30～40%減少すると報告されました．これも素晴らしいニュースでした．

　これらを受け，胃がん予防のため全国で除菌療法が行われてきています．さらに胃がんの対策型検診に胃がんリスク検診（ABC検診）が各自治体に普及してきており，胃がん撲滅に向かった胃がん一次予防，二次予防が進められています．そして2016年日本ヘリコバクター学会より「*H. pylori* 感染の診断と治療のガイドライン」が発表されました．その内容は，世界をリードするものとなっています．

　このように前回の改訂第4版より，わずかの間に多くの重要な知見が出てまいりました．そこで今回本誌の改訂に着手しました．幸い南江堂のご協力をいただき，ここに完成いたしました．本書により的確な除菌療法が行われ，多くの患者さんのお役に立てることを念願しております．

　　　　　　　　　　　　　　　　　　　　　　　　　　　　　　著　者

初版の序

　東京都社会保険診療報酬請求書審査委員会専任委員，何とも長い肩書きです．小生は1996年より，命ぜられ本職を兼任しております．2000年11月，長らく念願となっていたピロリ菌の除菌療法が保険適用となり，いよいよ本治療法が一般療法としてスタートいたしました．いわゆる潰瘍症と呼ばれ，再発，治癒を繰り返していた患者さんにとっては大変な朗報となりましょう．ところが，早速現場では大変な混乱が生じました．保険請求においては数々の不明確な点が指摘され，審査にあたるわれわれも大変な労力を科せられました．社保の専任審査委員としては正確な保険請求のための教科書作りの必要性を痛感したわけです．

　また，本療法は抗生物質2剤を含む3種類の薬剤を常用量の倍量内服するものであり，臨床試験データによれば副作用の発生率が約50％と高率です．そのため除菌療法にかかわる患者さんへの情報提供，すなわちインフォームド・コンセントが大変重要となってきます．わが国においてこのインフォームド・コンセントの基本となるピロリ菌除菌療法のガイドラインが日本消化器病学会，日本ヘリコバクター学会よりそれぞれ発表されましたが，多忙の一般臨床医にとっては今少し単純，明解な説明が必要でしょう．両方のガイドラインの制作に携わった委員の一人として，わかりやすい説明書の作成は自分に科せられた責任でもあるように考えたわけです．

　そこで本書の作成を計画いたしました．幸い南江堂のご協力も得られ，ここに完成をいたしました．本書により的確なピロリ菌除菌療法が普通の治療法として定着し，多くの患者さんのお役に立つことを希望いたしております．

著　者

目次 Contents

第Ⅰ章 インフォームド・コンセントに最低必要なピロリ菌の基礎知識 …… 1
- A. なぜ長い間発見されなかったのか,命名の由来は …… 1
- B. 本当に高酸の胃内に生存できるのか …… 3
- C. 感染経路として何が考えられるのか …… 6
- D. 予防法はあるのか …… 11

第Ⅱ章 ピロリ菌の診断・治療ガイドライン …… 13
- A. なぜガイドラインが必要なのか …… 13
- B. なぜ除菌するのか,疾患とのかかわり,適応疾患は …… 14
- C. ピロリ菌感染診断の方法は …… 25
- D. ピロリ菌の除菌法は …… 44

第Ⅲ章 保険適用されたピロリ菌除菌療法の実際 …… 49
- A. 適用疾患 …… 49
- B. 診断法 …… 49
- C. 除菌法 …… 53
- D. 除菌療法後の潰瘍治療 …… 57
- E. 保険請求の実際 …… 59

第Ⅳ章 除菌療法に伴う副作用とその対策について …… 71
- A. 薬剤の副作用 …… 71
- B. 薬剤耐性菌の出現 …… 74
- C. 上部消化管粘膜障害の発生 …… 77
- D. その他 …… 80

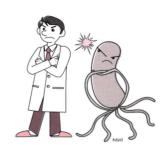

第Ⅴ章 患者さんへの情報提供，インフォームド・コンセントの実際 …………… 81
    A. 適　応 ……………………………………………………………… 81
    B. 診　断 ……………………………………………………………… 82
    C. 治　療 ……………………………………………………………… 82

第Ⅵ章 専門医への紹介のポイント ……………………………… 85

第Ⅶ章 ピロリ菌除菌の保険適用「Q and A」 …………………… 87
    A. 除菌の対象患者について ………………………………………… 87
    B. 感染診断について ………………………………………………… 89
    C. 除菌治療について ………………………………………………… 92
    D. 保険算定の実際について ………………………………………… 93
    E. その他 ……………………………………………………………… 96

付　録 ……………………………………………………………………… 97
  1. 保険診療における *H. pylori* 感染診断から除菌判定までの流れ …………… 97
  2. *H. pylori* 除菌薬に係る薬事法承認事項（1次除菌） ……………………… 98
  3. *H. pylori* 除菌薬に係る薬事法承認事項（2次除菌） ……………………… 99
  4. *H. pylori* 診断法の医科診療報酬点数 ……………………………………… 100

参考文献 …………………………………………………………………… 101
おわりに …………………………………………………………………… 103
索　引 ……………………………………………………………………… 105

本書に掲載の薬剤・キット・機器についてのご注意
　・外観が予告なく変更されることがあります．
　・予告なく販売中止になることがあります．
　・使用の際には添付文書・説明書などの最新情報をご確認ください．

第Ⅰ章
インフォームド・コンセントに最低必要なピロリ菌の基礎知識

 ## A. なぜ長い間発見されなかったのか，命名の由来は

　なぜ長い間発見されなかったのか，興味のあるところです．実は，イヌ・サルなどの動物の胃内にラセン菌が存在することを最初に報告したのは，1893年のBizzozeroです．ヒトについての報告は1906年のKrienitzが最初で，ずいぶん昔にその存在が知られていました．しかし，胃液や切除胃でこのラセン菌の存在について検討が重ねられましたが，胃内の環境は細菌の生息にふさわしくないと考えられ，その後は無視されてきました．胃内で見つかったラセン菌は，口腔内や食物に付着した菌が飲み込まれたもので一時的な通過菌と考えられたわけです．思い込みはこのように真実を隠してしまうことがあります．

　ところが1979年，オーストラリアのRoyal Perth Hospitalの病理医Warrenが胃粘膜上皮上のラセン菌に注目し，本菌が存在する所には決まって胃組織中に炎症細胞浸潤（いわゆる胃炎）が認められることに気づきました．すばらしい洞察力だと思います．このラセン菌が胃炎の病原菌ではないかと考えたわけです．

　彼が幸運だったのは，良き臨床系の共同研究者を得たことでした．当時，同病院の消化器内科のレジデント（研修医）だったMarshallが共同研究を申し込み，内視鏡で得られた胃生検材料から本菌の分離培養を試みました．病原菌であることの証明，つまりコッホの原則にしたがって病変部よりラセン菌を分離培養しようとしたわけです．

　彼らは本菌が当時，腸炎起炎菌として注目されていた*Campylobacter*と形態的に類似していたため，*Campylobacter*と同様に培養環境の酸素の量を減

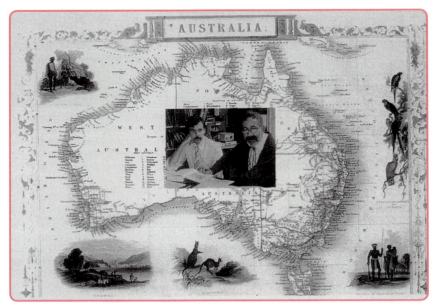

図1 世界で初めて *H. pylori* を胃粘膜組織より分離培養した Warren 先生（右）と Marshall 先生（左）
(Digestion **59**:1-15, 1998 より)

らした微好気培養条件を用いました．すばらしい発想です．また，幸運も味方しました．イースターの休日のため，偶然にも培養時間が通常より延びてしまったことにより，彼らはここに世界で初めて胃内生息ラセン菌の分離培養に成功したのです．微好気培養と培養時間の延長，それに地味だが思慮深い経験豊かな病理医と新進気鋭の消化器内科医との共同研究，これらにより初めて成し遂げられた快挙だと考えています（**図1**）．

お二人には1991年，Sydneyでお会いしましたが，Marshallの若さにはびっくりいたしました．大発見には若き情熱が必要なのだなと痛感させられました．二人は1983年，Lancet誌の速報に本菌に関する初めての報告を掲載しました．これが *Helicobacter pylori* 時代の幕開けです．はじめは半信半疑であった研究者たちも基礎的・臨床的検討から，本菌といろいろな胃・十二指腸疾患との関連性が明らかになるにしたがって注目するようになり，現在では世界的に胃・十二指腸を中心としていろいろな疾患の病原菌として

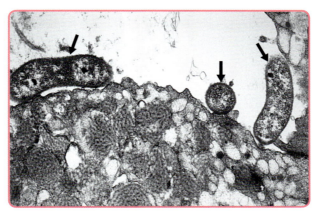

図2　胃粘膜に強固に定着する *H. pylori*（電顕像）

認知されてきております．そしてその業績により，お二人に2005年ノーベル生理・医学賞が授与されました．偉大な発見であったことが改めて認識されました．

　Marshallらはこの菌を最初に *Campylobacter pyloridis* と命名しました．本菌は形態学的に *Campylobacter* 属の一種と考えられ，分離培養された幽門前庭部（pylorus）に炎症（-itis）を起こす菌との意味でした．命名上の間違いを訂正したのはSkirrow（Skirrow培地として *Campylobacter* 用培地にその名を残しています）で，その後 *Campylobacter pylori* と呼ばれました．しかし，1988年には形態・構造の違いによりGoodwin（Marshallらと同時期にRoyal Perth Hospitalに勤務していた細菌学者で初期から本菌の研究に着手していました）が新たに *Helicobacter*（ラセン形の細菌；helicalなbacteriaの意味です）属を提唱し，ここに *Helicobacter pylori* が誕生しました．

B．本当に高酸の胃内に生存できるのか

　それでは *H. pylori* はなぜあの高酸の胃内に生存できるのでしょうか．*H. pylori* はグラム陰性のラセン菌で，単極あるいは双極に複数の鞭毛を持ち，コイル状の運動を示します．胃粘膜上皮上には薄い粘液の層が存在し，自分

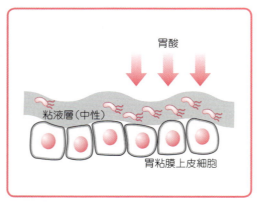

図3 胃の粘液層に生息し胃酸の攻撃から身を守っている *H. pylori*

自身が分泌する酸や消化液から，自身の粘膜を守っています．

　本菌はこの中性環境の胃粘液層内に存在し，一部は粘膜上皮に強固に定着しています（**図2**）．すなわち，胃酸濃度の高い場所にはいないのです（**図3**）．本菌が酸にたいへん弱いこともわかっております．そして，ラセン形で鞭毛を持っているのも，粘稠な粘液中の素早い運動に適しているわけです．実は，このように粘液中に生息していることで，除菌薬がなかなか到達せず，また存在診断も難しくなっています．本菌の除菌（殺菌）に3剤もの薬剤を併用しなければならない理由もここにあります．

　また，*H. pylori* は生化学的にはオキシダーゼ活性，カタラーゼ活性，ウレアーゼ活性を示しますが，最も特徴的なのがウレアーゼ酵素活性です．この *H. pylori* から分泌されるウレアーゼは，胃粘液中の尿素を大変効率よくアンモニアと二酸化炭素に分解するため，菌体の外側に弱アルカリのアンモニアのバリアを作り，それにより胃酸から自身を保護しているのです．つまり，**図4**のようにアンモニアの傘をさし，酸の雨から自身を守っているわけです．なかなか賢いですね．

　このとき産生されたアンモニアが同時に胃粘膜を障害する，すなわち *H. pylori* の病原因子の一つであることもわかってきました．**図5**はわれわれの検討した，pH1という強酸条件下における本菌の生存曲線です．培養液中に尿素が存在しなければすぐに死滅してしまいますが，尿素が存在すればpH1

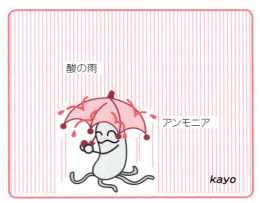

図4 アンモニアの傘により酸の雨から身を守る H. pylori

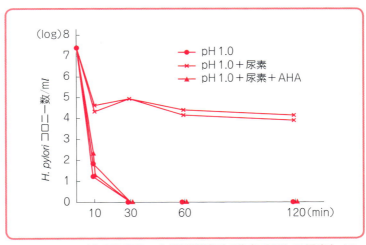

図5 H. pylori が pH1.0 という強酸環境下で生存するには尿素とウレアーゼの存在が必要

でも生存できます．つまり，尿素を分解してアンモニアのバリアを産生しているのです．ところが，この尿素を分解する酵素，ウレアーゼの活性を阻害するアセトヒドロキサミック酸（acetohydroxamic acid：AHA）という薬剤を培養液中に加えると H. pylori は死滅してしまいます．すなわち，H. pylori が胃内で生存できるためには尿素と H. pylori の分泌するウレアーゼ活性が必

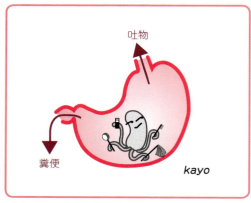

図6 H. pylori の排泄経路

要なことがわかります．

このように，いろいろな形態的，生化学的な特徴により H. pylori はあの過酷な強酸条件下の胃内でも生存ができるのです．それにしてもわざわざ悪環境を選んで生息する，なんともヘソ曲がりな細菌ですね．

C. 感染経路として何が考えられるのか

よく質問されるのが感染経路です．どこから感染するのでしょうか．

H. pylori はヒトや一部のサルの胃内からのみ分離培養されます．しかし，サルは例外的で，本菌はヒトからヒトへの感染によってその種属をつないでいるわけです．その定着因子は胃粘膜上皮細胞にのみ発現されるため，H. pylori は吐物，あるいは糞便に混ざって体外に排泄され，そして再び水などとともに飲み込まれ，胃内に定着するのです．H. pylori 陽性者の吐物，あるいは糞便から本菌が分離培養されております（**図6**）（**一口メモ：球状菌**）．

ここで興味深いことに H. pylori は生存環境が悪化すると，ラセン形から球形（coccoid form）に形態を変化させることが知られております．この球状菌になると乾燥などから身を守ることができ，悪環境でも生存が可能です．つまり胃から自然界に出たとしても，一定の条件下ではすぐには死滅しないわけです．そして，生きているにもかかわらず球状菌は分離培養が不可能な

表1 *H. pylori* 感染に関する新生児期飲水の影響
237例（6〜65歳，スペイン）

新生児期の飲水の種類	n	*H. pylori*（+）*
井戸水・湧き水	72	84.7％
上水・水道水	165	57.0％

*^{13}C-尿素呼気試験（**$p < 0.001$）
(Carballo F：Gut **41**(Suppl. 1)：A39, 1997)

状態となります．このような *H. pylori* の特徴が感染経路の解明を遅らせた一因となってきたといえましょう．

この球状菌が *H. pylori* の感染経路で重要な役割を果たしているのです．現在，糞−口感染，口−口感染などの感染経路が提唱されており，水，食物，手指などの *H. pylori* 汚染がこれらに関与していると考えられています．

表1はスペインのデータです．Carballo らは，237例（6〜65歳）を対象に新生児期にどのような水で育ったかを調査しました．*H. pylori* 感染の診断はのちに説明しますが，信頼性の高い尿素呼気試験を用いました．その結果，井戸水や湧き水など無処置の水で育ったグループは水道水など処置水で育ったグループに比べ明らかに *H. pylori* の感染率が高率でした．

H. pylori の感染源として飲料水が強く考えられる結果ですが，大人になっ

一口メモ

球状菌

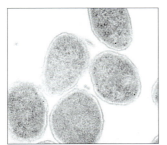

球状に形態を変化させた *H. pylori*

H. pylori は環境が悪くなると，その形を写真のような球状に変え，守りの態勢に入ります．胃から腸に流れ出ると嫌気条件となりますので，*H. pylori* はその多くがこのような球状菌になり，便とともに排泄され環境を汚染します．そして，この球状菌が感染源となり，その後経口的に再度感染し，新しい宿主（ヒト）の胃に棲み着くわけです．球状菌は環境に強いだけでなく培養ができず，またウレアーゼ活性を示さないため診断偽陰性となる可能性が高く，除菌判定の際にも問題となります．

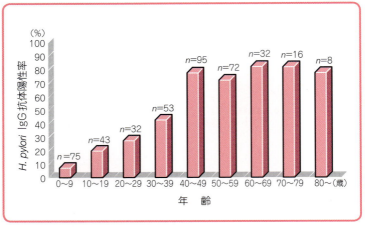

図7 わが国の健康人における *H. pylori* 感染率
(Asaka M：Gastroenterol **102**：760, 1992)

てからの調査ではこのような差異は認められず，本菌は子供の頃に感染することが示されました．

それではわが国ではどうでしょうか．わが国の *H. pylori* 感染率を**図7**に示します．これは北海道大学浅香正博前教授の1992年のデータです．北海道在住で健康診断を受診した方々の *H. pylori* の感染率を各年代別にまとめられています．

10歳未満では極端に陽性率が低く，高齢者ほど感染率が上昇し，諸外国と比較すると10歳未満では先進国型（陽性率が低い），40歳以上では発展途上国型（陽性率が高い）を示しています．後に述べますが，*H. pylori* の感染は主に小児期に成立するため，このグラフは加齢に伴い *H. pylori* に感染する人が多くなることを表しているわけではありません．5歳以下の小児期の感染率がそのまま年齢とともに右方に変位しただけなのです．40歳以下では，戦後の環境衛生の整備により，感染率が低下していると推測されています．昔はほとんどが糞－口感染だったわけですね．

図8は東京顕微鏡院の伊藤 武先生（報告時：東京都立衛生研究所）の東京都における各年代別 *H. pylori* の感染率です．これも50歳代で極端に高くなっており北海道のデータと同じ傾向でした．その後約25年が経過し，現

C. 感染経路として何が考えられるのか

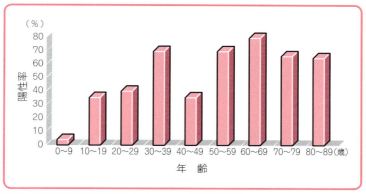

図8 東京都在住健常者のH. pylori抗体陽性率
10歳未満では極端に低い陽性率を示し，加齢とともに陽性率の上昇を認め，50歳を境に陽性率は極端に高くなる．

在では60歳以下の年代でH. pyloriの感染が欧米並みの低率となっています．

それでは上・下水道が完備し，環境の整備された現在におけるわが国のH. pyloriの感染経路は何が考えられるのでしょう．多くの報告より，本菌の感染は主に小児期に成立することが明らかとなってきています．それは小児では胃酸分泌や胃の粘膜の防御機能が未熟であるためだと考えられているからです．そして宿主であるヒトの成長とともに長期にわたって持続感染するわけです（**図9**）．

H. pyloriの成人への初感染はまれで，感染したとしても一過性で持続感染はしないことが多いとされています．すなわち，H. pylori除菌に成功した場合は，大人では再感染の可能性はたいへん低くなります．現在では家族内感染，特に母子間でのH. pylori感染が重要であるとの報告が多く，これは母親が咀嚼した食物を乳幼児に与えることによる伝播と考えられております．すなわち，口－口感染です．

表2はわが国のデータです．Malatyらは信州大学の先生方と8年間にわたる南木曽地方の一定地区の34家族におけるH. pyloriの感染率を調査しました．その結果，母親がH. pylori陽性の場合，平均5年間の観察でH. pylori陰性だった子供32人のうち3人が陽性となってしまいました．母親がH.

表2 34家族における家族内感染の実際（1986～1994）

	母親が H. pylori 陽性			母親が H. pylori 陰性		
	n	陽転化	平均観察年数	n	陽転化	平均観察年数
H. pylori 陽性*小児	9	1	5.0	1	0	6.0
H. pylori 陰性小児	32	3	5.0	13	0	6.0

*抗 H. pylori IgG 抗体
(Malaty HM：Gastroenterol **114**：A211, 1998)

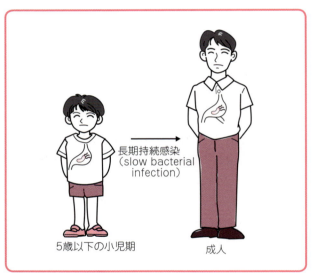

図9　H. pylori 感染の成立

pylori 陰性の場合は平均6年間の観察でも子供の陽性化は認められませんでした．母子間での H. pylori 感染が考えられる重要な報告です．

また外国のデータですが，コロンビアの10歳未満の子供を対象に行われた検討では，兄弟数が多いこと，年長児より年少児，また年齢的に近接した兄弟間ほど H. pylori 感染率が高いことが報告されており，年長児から年少児へ高率に伝播する可能性を示唆しております．つまり，家族内伝播の中でも

母子感染と兄弟間感染が H. pylori の重要な感染経路と考えられているわけです．

一方，よく聞かれることですが夫婦間においてはその感染は否定的です．H. pylori の感染は主に小児期に成立するため当然といえましょう．kiss しても感染することはありません．

D．予防法はあるのか

前項で述べましたとおり H. pylori の感染は主に小児期に成立するため，小児期の H. pylori 感染予防が重要です．糞－口感染，口－口感染などの感染経路が考えられており，排便後の手指の洗浄を励行することや咀嚼した食物を乳幼児に与えるのは，特に H. pylori 陽性者の場合は避けることが必要でしょう．

感染予防ワクチンは開発中であり，その完成にはまだ相当の研究時間が必要です．

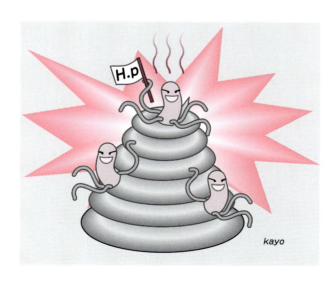

第Ⅱ章
ピロリ菌の診断・治療ガイドライン
（日本ヘリコバクター学会より）

 A．なぜガイドラインが必要なのか

　H. pylori が胃粘膜に感染すると，すべての人に慢性活動性胃炎が起こり，その多くは除菌することで炎症性細胞浸潤が消失，すなわち胃炎が治癒することが明らかとなっています．そのため本来であればすべての *H. pylori* 感染陽性者が除菌の対象となるべきなのでしょうが，わが国における *H. pylori* の感染率は高率であり，3500万人ともいわれる膨大な数の感染者が存在しています．また，全感染者のうち胃・十二指腸潰瘍を発症するのは2～3％前後，胃癌に至るのは約0.4％と推測されています．*H. pylori* 感染者の95％以上はこのような疾患を発症することなく一生を終えるわけです．

　このようなことから，除菌の適応疾患について一定のガイドラインが必要となってくるわけです．

　また，診断方法についても，多くの診断法が開発されておりますが，それぞれ長所・短所があり，本菌の感染を1法のみにて確実に診断する方法はありません．そこで，できる限り多数の方法を組み合わせることで欠点を補い，その診断精度を高めているのが現状です．どの組み合わせがよいのか，そして，診断はどの時期がよいのか，これも一定のガイドラインが必要でしょう．

　さらに治療法については，プロトンポンプ阻害薬（PPI）に2種の抗菌薬［アモキシシリン（AMPC），クラリスロマイシン（CAM），メトロニダゾール（MNZ）から2剤］を1～2週間投与する3剤併用療法が世界的に選択されています．わが国では2000年にランソプラゾール（LPZ）＋AMPC＋CAMの3剤併用療法が初めて保険適用に承認されましたが100％の除菌率は得られておりません．本除菌療法の副作用の発現率は約50％であり，より確実で安全な除菌法のガイドラインが必要となります．

このような背景から日本ヘリコバクター学会では，2000年にわが国において消化管疾患診療の大半を担う一般臨床医を対象とした H. pylori の診断・治療ガイドラインを作成したわけです．そして2003年には，早くもその改訂版が発表され，さらに2009年，2016年と新たなガイドラインが作成されました．

B. なぜ除菌するのか，疾患とのかかわり，適応疾患は

それでは，なぜ本菌を除菌しなければならないのでしょうか．

除菌の適応疾患として，日本ヘリコバクター学会ガイドライン2009改訂版では H. pylori 感染症を推奨度A，すなわち強い科学的根拠があり，除菌を行うよう強く勧められるとしました．大変な変更です．つまり，すべての H. pylori 感染者を除菌すべきとしたわけです．H. pylori 感染により引き起こされる胃炎がすべての疾患の元凶であり，その除菌により多くの疾患の発症を予防できるとしたのです．

そして，新ガイドライン2016においても H. pylori 感染症について，H. pylori 除菌は胃・十二指腸潰瘍の治癒だけではなく，胃癌をはじめとする H. pylori 関連疾患の治療や予防，さらに感染経路の抑制に役立つとして，まず除菌適応疾患にあげています．**表3**に新ガイドラインにあげられた各除菌適応疾患を示します．

それでは，それぞれにつき解説いたしましょう．

1．H. pylori 感染胃炎

H. pylori の除菌によって組織学的胃炎が改善することは明らかであり，この点では除菌の意義は明白です．しかし，萎縮性変化をきたした粘膜が除菌により改善するかは不明でした．この萎縮性胃炎は胃発癌母地とされており，本疾患に対する除菌治療の有効性についての検討は発癌予防の見地からもきわめて重要です．そして2001年，国立国際医療研究センター国府台病院の上村直実先生（論文発表時：呉共済病院）らは，はじめて萎縮性胃炎の重症度と胃発癌との密接な関係を明らかにしました．それでは H.pylori を除菌す

表3 *H. pylori* 除菌療法適応疾患

Ⅰ. *H. pylori* 除菌が強く勧められる疾患
 1) *H. pylori* 感染胃炎
 2) 胃潰瘍・十二指腸潰瘍
 3) 早期胃癌に対する内視鏡的治療後胃
 4) 胃 MALT リンパ腫
 5) 胃過形成性ポリープ
 6) 機能性ディスペプシア(*H. pylori* 関連ディスペプシア)
 7) 胃食道逆流症
 8) 免疫性(特発性)血小板減少性紫斑病
 9) 鉄欠乏性貧血

Ⅱ. *H. pylori* 感染との関連が推測されている疾患
 1) 慢性蕁麻疹
 2) Cap polyposis
 3) びまん性大細胞型 B 細胞リンパ腫(DLBCL)
 4) 直腸 MALT リンパ腫
 5) パーキンソン症候群
 6) アルツハイマー病
 7) 糖尿病

ることで萎縮性胃炎を改善させ胃発癌率を下げることができるのでしょうか. Wong らは中国でも胃癌の発症率の高い地方において *H.pylori* の除菌を行い, プラセボ投与群との無作為対照比較試験を行いました (JAMA **291**: 187-194, 2004). その結果, 研究開始時にいわゆる前癌状態といわれる萎縮性胃炎や腸上皮化生, 異型上皮を認めなかったグループにおいて, 除菌により胃発癌抑制効果を見出しました. 世界で初めてのことでした. 続いてわが国でも, Take らが消化性潰瘍の患者さんにおいて除菌成功群で明らかに胃発癌率が少ないことを報告しました (Am J Gastroenterol **100**: 1037-1042, 2005). さらに, *H.pylori* の除菌により胃癌予防が本当にできるのか, その答えが後に述べますが, 早期胃癌に対する内視鏡的治療を行った患者さんを対象としたわが国からの臨床試験からも示されたわけです.

図10(口絵1)は除菌前の内視鏡写真です. 粘膜が凹凸し, 色調も粗く, 典型的な萎縮性胃炎の所見です. この方に除菌療法を施行いたしました. 図11(口絵2)は除菌後の内視鏡写真です. 粘膜は平滑になり, 生き生きとし

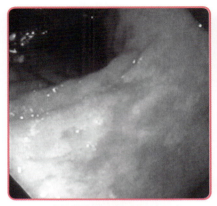

図 10 除菌療法前の胃内視鏡写真：
萎縮性胃炎（口絵 1 参照）

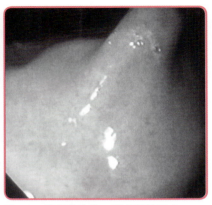

図 11 除菌療法後の胃内視鏡写真：
図 15 と同一例（口絵 2 参照）
著明な改善がみられます．

ています．全例ではありませんが，このように除菌により萎縮性胃炎が内視鏡的に改善される方もおられます．

2. 胃潰瘍・十二指腸潰瘍

　H. pylori と消化性潰瘍との関係については，初期よりその病原菌として疑われ，検討されてきました．まず潰瘍の治癒（治りやすさ）と H. pylori に関する検討では，フィンランドの Seppälä らは**表 4** に示すように H. pylori 陽性胃潰瘍のうち除菌成功群と不成功群の治療開始 12 週後の潰瘍治癒率について検討しました．その結果，除菌成功群（7％）は不成功群（24％）に比べ潰瘍の非治癒率が有意に低値でした．すなわち，H. pylori を除菌したほうが潰瘍が治りやすいというデータです．

　一方，わが国では H. pylori の感染率が高いため，われわれは H. pylori と消化性潰瘍との関係をみるのに，逆転の発想から H. pylori 陰性の消化性潰瘍はどれほどなのかを調査してみました．

　表 5 に当科のまとめを示します．これによると胃潰瘍 140 例では H. pylori 陰性は 8 例で，そのうち活動期潰瘍は 1 例のみでした．残りの 7 例は瘢痕期でした．十二指腸潰瘍 140 例では H. pylori 陰性は 15 例で，そのうち活動期潰瘍は 3 例のみで，残りの 12 例は瘢痕期でした．胃・十二指腸併存潰瘍 54

表4 H. pylori 陽性胃潰瘍例の除菌成功・不成功別潰瘍治癒率

12週後	潰瘍（＋）	潰瘍（−）
H. pylori 陽性（除菌不成功例）	42/175（24％）	133/175（76％）
H. pylori 陰性（除菌成功例）	2/28（7％）*	26/28（93％）

*$p < 0.05$
（Seppälä K : Helicobacter pylori — Basic mechanisms to clinical cure —, Kluwer Academic Publishers, p429-436, 1994）

表5 H. pylori 陰性の胃・十二指腸疾患

	症例数	H. pylori 陰性	活動期	瘢痕期
胃潰瘍	140	8	1	7
十二指腸潰瘍	140	15	3	12
胃・十二指腸潰瘍	54	1	0	1

表6 当科における除菌成績と潰瘍再発の関係

	症例数	潰瘍再発・増悪例数
除菌成功例	118	3（2.5％）
除菌不成功例	45	11（24.4％）
計	163	14

*$p < 0.05$

例では，H. pylori 陰性は1例でこれは瘢痕期でした．ここからは H. pylori の存在と潰瘍の活動性は密接な関係にあることが明らかとなりました．

　H. pylori を除菌することによって維持療法なしに胃潰瘍，十二指腸潰瘍の再発が抑制されることは，世界的にも，またわが国においても，コンセンサスが得られています．**表6**は当科のデータです．除菌成功例（2.5％）は不成功例（24.4％）に比べ有意に潰瘍の再発または増悪が少ないことが示されています．また，同じ症例を長期観察した結果を**図12**に示します．内視鏡的に治癒と診断された胃潰瘍，十二指腸潰瘍のその後の潰瘍再発率をみる

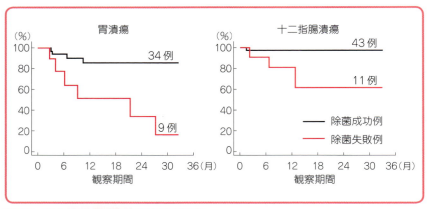

図12　消化性潰瘍の累積非潰瘍再発率
対象は除菌判定時に潰瘍瘢痕であった症例.

表7　除菌適応潰瘍

（1）再発を繰り返す潰瘍
（2）吐血あるいは下血の既往のある潰瘍
（3）PPIやH_2-RA抵抗性の潰瘍
（4）除菌につき理解の得られた症例に限る

と，H. pyloriの除菌に成功した症例では，明らかに除菌不成功例に比べその再発率が低値でした．

経済学的見地からも，除菌治療により従来潰瘍再発予防のために行われていた維持療法が不要となり，その医療費削減効果は明らかです．H. pylori陽性の消化性潰瘍はすべて除菌治療の適応となります．しかし，ここで**図12**をもう一度よく見ていただきますと，実は除菌に失敗した患者さんでも潰瘍の再発がみられない方もいることがわかります．

このことから，われわれは消化性潰瘍のうち除菌の適応があるものを**表7**のように考えております．すなわち，再発を繰り返す潰瘍，吐血あるいは下血の既往のある潰瘍，PPIやH_2ブロッカー（H_2-RA）抵抗性の潰瘍，そして除菌につき理解の得られた方としています．

ところで，よく質問されるのが胃潰瘍と十二指腸潰瘍との相違です．なぜ

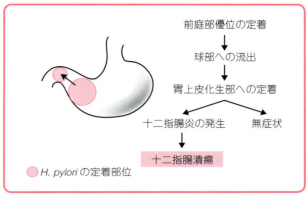

図 13　長期持続感染（宿主が高酸の場合）

表 8　幽門前庭部および十二指腸球部における H. pylori 存在関係

	球部（＋）	球部（－）	計
前庭部（＋）	15	16	31
前庭部（－）	1	22	23
計	16	38	54

病態の大きく異なる胃潰瘍と十二指腸潰瘍の両者に同じ菌が病原菌となるのかということです．このことは宿主であるヒト側から検討していけばおのずからその回答が得られるものと考えられます．十二指腸潰瘍は酸分泌の高い人，すなわち，若い人に多い疾患です．H. pylori は酸分泌領域（胃体部）から離れて幽門前庭部に多く定着し，前庭部胃炎の原因となります．そして，胃液や食物とともに十二指腸に流れ出ます．十二指腸球部には高酸により胃上皮化生粘膜がすでに存在しており，H. pylori はこの粘膜に定着し，十二指腸炎，さらには十二指腸潰瘍を引き起こすと考えています（**図 13**）．実際われわれの検討でも，**表 8** に示しますように，十二指腸球部に H. pylori が存在する 16 例中 15 例で胃幽門前庭部にも本菌が存在しており，また本菌が前庭部で陰性の 23 例中 22 例で，球部でも同様に陰性であり，幽門前庭部と球部

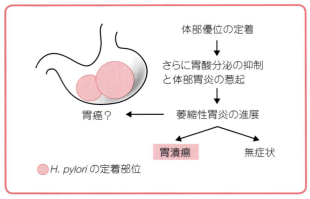

図14　長期持続感染（宿主が正常〜低酸の場合）

における *H. pylori* の存在は密接に関係していました．すなわち，前庭部に定着していた *H. pylori* が球部へ流れ出て，そこにまた定着している可能性が示されました．

その一方で，胃潰瘍患者は胃酸分泌が正常，または低酸のことが多く，そのため *H. pylori* は広く胃体部にも定着することができます．そして体部胃炎を起こし，さらに胃酸分泌を抑制し，活動性胃炎の持続から粘膜の萎縮を進行させます．このような粘膜に潰瘍が生ずることとなり，またその一部に胃癌が発生してくると考えられるわけです（**図 14**）．

胃潰瘍と十二指腸潰瘍，病態の大きく異なる疾患になぜ同じ菌が病原菌となるのか，おわかりいただけたでしょうか．

> **一口メモ**
>
> ### 胃潰瘍診療ガイドライン
>
> 2003年4月，厚生労働省の研究班から発表された「EBMに基づく胃潰瘍診療ガイドライン」においても，科学的分析の結果，胃潰瘍の診療における H. pylori 除菌治療の重要性が明確に位置づけられました．そして2007年には早くもその改訂版が発表されています．胃潰瘍診療フローチャート（**図15**）では，まず緊急の対応が重要である出血の有無から始まります．止血不成功なら動脈塞栓術あるいは手術，止血された場合あるいは非出血性潰瘍の場合は，次にNSAIDs（非ステロイド抗炎症薬）内服の有無で分けられます．NSAIDs の内服がある場合，中止可能の場合は中止して，NSAIDs 内服なしへ進みます．内服継続の場合は，(1)プロトンポンプ阻害薬（PPI），(2)プロスタグランジン（PG）製剤を投与します．NSAIDs 内服なしの場合は，H. pylori 感染があり，適応があれば除菌療法を行い，成功すれば通常の潰瘍治療後，維持療法なしで治療終了となります．H. pylori 陰性例，除菌適応がない例，そして除菌不成功例では除菌によらない治療を行います．すなわち，(1) PPI，(2) H_2 ブロッカー，(3) 選択的ムスカリン受容体拮抗薬もしくは一部の防御因子増強薬を投与し，治癒した場合もその後維持療法を持続するというものです．すなわち，胃潰瘍の診療において H. pylori の除菌療法がその中心にあげられました．

3. 早期胃癌に対する内視鏡治療的後胃

　前出の上村直実先生らは，内視鏡的粘膜切除術にて治癒した早期胃癌症例のその後の異時性胃発癌に対し，H. pylori の除菌にその抑制効果があると報告されました．本研究は特に欧米において高く評価され，除菌の対象疾患に加えられました．

　本研究の追試が行われましたが，特に2008年にわが国から大規模多施設試験の結果がLancet誌に掲載され，内視鏡切除術を受けた早期胃癌患者を除菌，非除菌群に無作為に分け，3年後の異時性再発を調べたところ，除菌群は明らかに再発を抑制したという結果でした（**図16**）．すなわち，H. pylori 除菌が胃癌の抑制につながるという明確な答えが出されたわけです．胃癌を一度発症したという胃粘膜でさえ，H. pylori 除菌によりその後の胃癌再発が有意に抑えられ，H. pylori 胃炎を抑制することの重要性が強く示されました．

第Ⅱ章　ピロリ菌の診断・治療ガイドライン

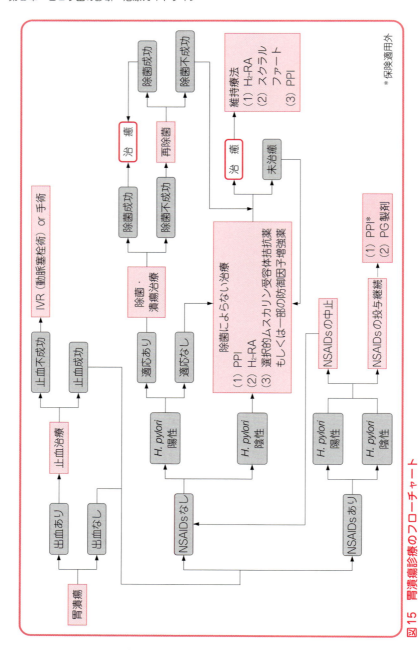

図15　胃潰瘍診療のフローチャート
(EMBに基づく胃潰瘍診療ガイドライン，2007)

B. なぜ除菌するのか，疾患とのかかわり，適応疾患は

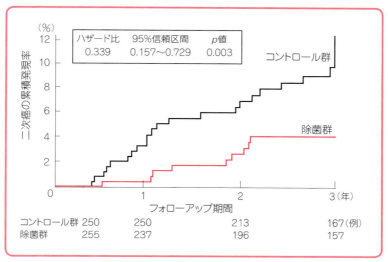

図16　早期胃癌内視鏡治療の二次癌の発現率
(Fukase K et al : Lancet **372** : 392-397, 2008 より一部改変)

一口メモ

「胃がんリスク検診（ABC検診）」

　毎年5万人もの方々が胃がんで亡くなっており，その予防はわれわれ共通の悲願です．*H. pylori* の除菌により，胃がんの発症が減少することが明らかとなり，除菌は胃がんの一次予防と呼ばれています．そして、胃がん発症のリスクが高い方を絞り込んで内視鏡を行い、胃がんを早期発見する胃がんリスク検診（ABC検診）が全国的に広がってきています．血清 *H. pylori* 抗体（Hp）と胃の粘膜萎縮を見る血清ペプシノゲン（PG）を一緒に計測し、その有無で対象者を3群にわけます．A群：Hp(-)PG(-); 健康的な胃，B群：Hp(+)PG(-); 少し弱った胃，C群：PG(+); 胃粘膜萎縮あり，として胃がんリスクの高いB群とC群の方に胃内視鏡検査をお勧めするというものです．各地からの報告によるとたくさんの胃がん、しかも早期胃がんが発見されています．胃がんの二次予防と呼ばれている訳です．胃がんの一次予防、二次予防で，日本から胃がんを撲滅したいですね．きっとうまくいくと信じております．

4. 胃 MALT リンパ腫

　胃 MALT リンパ腫は 2001 年の改訂 WHO 分類により低悪性度のもののみを指すこととなりましたが，その約 50 〜 80％は除菌によって病理組織学的・内視鏡的改善がみられ，除菌治療が有効です．すなわち，臨床的有用性は明らかです．しかし，除菌無効例や反対に増悪例も報告されております．どのような症例を除菌するか，除菌後の経過観察はどのようにするか，無効例は次にどのようにするのか，全国で検討が進んでいます．多くの報告より，二次療法としての放射線療法あるいは化学療法の有効性が明らかとなってきています．

5. 胃過形成性ポリープ

　H. pylori の除菌が，過形成性ポリープを縮小させることが報告されております．しかし，除菌の効果は一定でなく，本疾患を除菌の適応にするかについてはさらに多施設，多数例での検討が必要でしょう．*H. pylori* 陽性多発ポリープ例では除菌療法を一度は試みたいと考えています．

6. 機能性ディスペプシア（functional dyspepsia：FD）

　自覚症状を有する慢性胃炎，いわゆる FD における除菌療法の適応については早くから世界的に検討されてきましたが，現在のところメタ解析ではわずかながら除菌の有効性が示されています．しかし，除菌治療の意義については，その診断基準や症状のスコア化も含めさらに検討されるべきでしょう．よくコントロールされた臨床試験が必要となります．

7. 逆流性食道炎（GERD）

　GERD については，*H. pylori* の除菌後に高率に発症し，除菌療法の副作用とも考えられていました．しかし実際には，わが国における検討でもその発症頻度は 10％程度で，また自覚症状に乏しく，臨床上はあまり問題にならないとの考えが優勢です．さらに *H. pylori* の除菌により GERD の症状がかえって改善するとの報告も多くみられ，統一見解を得るため，今後さらに多施設における検討が必要でしょう．

8. 免疫性（特発性）血小板減少性紫斑病（ITP）

ITP における *H. pylori* 除菌後の血小板数の増加は多くの施設から報告され，実際，当科においても経験しています．約 60％の患者さんで除菌効果が認められ，長期のステロイドホルモン療法や脾臓摘出によらずとも ITP が軽快，治癒することは，患者さんにとって大変な朗報です．今後は，除菌が有効であることの予測因子やその機序の解明が必要で，全国で研究が進められております．

9. 鉄欠乏性貧血

鉄欠乏性貧血では，小児例（18 歳以下）などにおいて除菌により貧血の改善を示したとの報告があります．したがって，*H. pylori* 陽性で原因不明の鉄欠乏性貧血の治療として除菌治療を考慮してもよいと思いますが，文献数が少なく，今後さらなる検討が必要でしょう．

10. 慢性蕁麻疹

慢性蕁麻疹では除菌により皮膚症状が改善したり，寛解したとの報告があります．しかし，これも文献が少なく，今後さらなる検討が必要でしょう．

これら消化管以外の疾患と *H. pylori* との関係が明らかにされてきており，大変興味深いところです．

その他の状況として，NSAIDs（非ステロイド抗炎症薬）が原因と考えられる消化性潰瘍の除菌について一定の見解が得られておりません．さらに NSAIDs や PPI を長期内服する患者さんなども除菌適応となる可能性が考えられますが，現時点ではそれを明確に支持する証拠は得られておりません．

C. ピロリ菌感染診断の方法は

表 9 に 1999 年 2 月に発表された日本消化器病学会の治験ガイドラインによる *H. pylori* の存在診断と除菌判定法を示します．たいへん複雑ですね．除菌前後にどのような検査法を選択するかを示していますが，検査の数も多く一般的ではありません．これは臨床試験のための診断ガイドラインだったの

表9 *H. pylori* の存在診断と除菌判定法

方法	治療前		治療終了後 6〜8週		治療終了後 6ヵ月		治療終了後 12ヵ月	
	antrum	body	antrum	body	antrum	body	antrum	body
培養法	○	○	○	○	(○)	(○)	(○)	(○)
組織診断法	○	○	○	○	(○)	(○)	(○)	(○)
迅速ウレアーゼ試験	○	○						
¹³C-尿素呼気試験			□		(□)		(□)	
血清学的検査*	□							

○：生検箇所，□：検査，（ ）は施行することが望ましい検査法
*小児など特殊な場合
（日本消化器病学会 *Helicobacter pylori* 治験ガイドライン，1999. 2）

でとても厳しいものでした．そこで，日本ヘリコバクター学会では一般臨床を対象とした診断ガイドラインについて検討し，これまでに3回の改訂版などを発表いたしました（図17）．6種類の検査法がありますが，どの方法を選択するかは，除菌前の感染診断なのか，除菌療法後に行う治療成否の判定診断なのか，あるいは内視鏡を診断に使うのかによって異なります．それぞれの検査法には長所や短所があるので，その特徴を理解したうえで選択すべきです．いずれにしても，複数の検査を同時に行えばより診断精度が高くなります．各診断法について説明しましょう．

1. 胃内視鏡検査による生検組織を必要とする検査法

当科では，胃生検は通常，胃体上部大彎と幽門前庭部大彎の2ヵ所から3個ずつ採取しています．内視鏡検査による診断法では生検材料を採取する場所によるサンプリングエラーは免れません．なるべく生検位置を変えて精度を上げています．この3個のうち1個を迅速ウレアーゼ試験に，1個を鏡検法に，1個を培養法に用います．各検査法の欠点を補うため複数の検査法を併用しているのです．さらに，萎縮性胃炎の診断用に胃角部より1個を生検いたしますが，一般には不要です．

生検鉗子はディスポーザブルを用いていますが，一般には通常のもので十分です．ただ，雑菌の混入を防ぐため，迅速ウレアーゼ試験キットに生検材

C. ピロリ菌感染診断の方法は

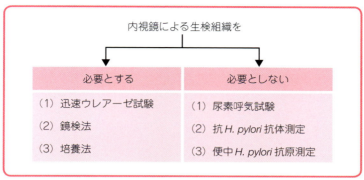

図 17　*H. pylori* 感染診断
H. pylori 感染の診断にあたっては，上記の検査法のいずれかを用いる（複数であればさらに精度が高くなる）．それぞれの検査法には長所や短所があるので，その特徴を理解したうえで選択する．
（日本ヘリコバクター学会ガイドライン, 2016）

料を浸け込むときや，輸送培地に生検材料を埋没させるときなどの胃生検材料の取り扱いは滅菌された注射針で行っております．鏡検法については特に滅菌されたものを使うなどの注意は払っておりません．

1）迅速ウレアーゼ試験（rapid urease test：RUT）

　わが国では 5 種類が市販されています．診断の迅速性に優れているのが特徴で，15 分ほどで判定できるものがあります．耳慣れない検査法ですが，診断の原理を**図 18**に示します．

　試薬内に尿素と pH 指示薬が混入されており，胃生検材料をこの試薬内に浸け込みます．*H. pylori* が存在していればそのウレアーゼ活性により尿素が分解されてアンモニアが生じ，試薬内の pH が上昇します．すると，pH 指示薬の色調が変化し間接的に *H. pylori* の存在診断ができるわけです．ヘリコチェック（大塚製薬，**図 19**）では赤に，ピロリテック（製造販売元：サクラファインテックジャパン，販売元：エーディア，**図 20**）では紫に変色します．ヘリコチェックの色調変化を**図 21**（口絵 3）に示しました．2 時間後の反応で黄色が陰性，陽性の場合は赤色に変色いたします．これらの検査は簡便で精度が高く，わが国において広く使用されています．従来，除菌後の菌数の減った状況での検出感度には限界があるとされていましたが，除菌判定の時

第Ⅱ章 ピロリ菌の診断・治療ガイドライン

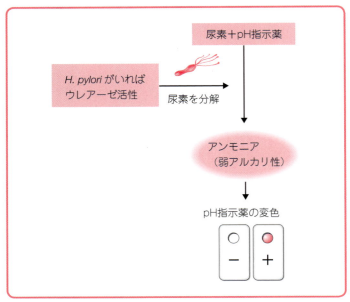

図18　迅速ウレアーゼ試験

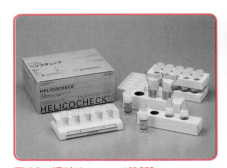

図19　迅速ウレアーゼ試験：
　　　ヘリコチェック
（大塚製薬㈱より許可を得て転載）

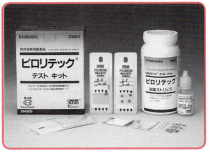

図20　ヘリコバクターピロリウレアーゼ
　　　キット：「ピロリテック」
　　　テストキット
（エーディア㈱より許可を得て転載）

期によっては十分使用可能だと思います．

2）組織鏡検法

　H. pylori の存在診断と病理組織診断を併せて施行できる長所があります．

C. ピロリ菌感染診断の方法は

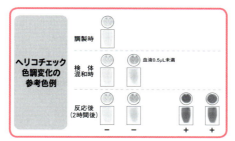

図 21　ヘリコチェックの色調変化（口絵 3 参照）
（大塚製薬㈱より許可を得て転載）

表 10　H. pylori の組織診断法

- Giemsa 染色
- Warthin-Starry 銀染色
- Acridine orange 蛍光染色
- Genta 染色
- Gimenez 染色
- 免疫染色

表 10 にわが国で実際に使われている染色法を示します．一般に病理診断に用いられる HE（ヘマトキシリン-エオジン）染色による本菌の検出は熟練を要します．つまり，診断医の経験により判定結果が異なる可能性があるわけです．そこで通常は，より診断が容易な Giemsa（ギムザ）染色を用います．本法では菌体は鮮明に黒紫色に染色されます（**図 22**，口絵 4）．感染経路の項で触れましたが，鏡検法によれば球状菌の診断も可能です．しかし，除菌後の判定診断では，菌数が減少したり，他の雑菌が増えていたりして H. pylori との鑑別が難しい場合があります．このような場合には抗 H. pylori 抗体を用いた免疫染色が特異性が高く有用となります．

3）培養法

胃生検材料より H. pylori が分離培養されれば本菌の感染が証明されるわけで，特異性 100％の検査法です．さらに続けて抗菌薬の感受性試験も施行可能です．感受性試験は特に 2 次除菌まで保険適用された現在，2 回の除菌

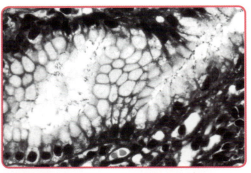

図22　Giemsa 染色により染色された H. pylori
（口絵4参照）

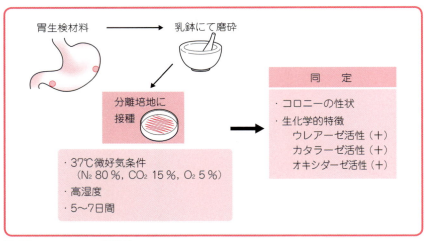

図23　H. pylori の培養法

に失敗した患者さんの3次除菌前に的確な治療のために施行すべきです．さらに，得られた菌株を用い遺伝子診断を行うことができます．図23 に H. pylori の一般的培養法を示します．欠点は図の中にもありますように，結果判定までに5日から1週間を要することです．また，培養条件や検査者の技術により診断精度が一定しない点も問題でした．

　しかし，最近では優秀な H. pylori 用の選択分離培地が開発され，市販されています．図24（口絵5）は実際の H. pylori 選択分離培地です．小さな半透

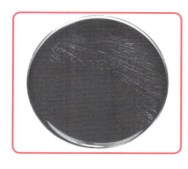

図 24　*H. pylori* のコロニー
（口絵 5 参照）

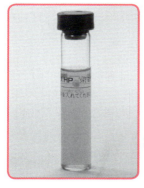

図 25　*H. pylori* の輸送培地：シードチューブ HP
（口絵 6 参照）
培地の上から 1cm くらいのところに胃生検材料を埋没させます．

明のコロニーの集簇を認めます．また，ご自身の施設で培養ができない場合でも，優秀な輸送培地が開発されています．**図 25**（口絵 6）はシードチューブ HP（栄研化学）です．写真の茶色のところが培地です．ゼリー状になっていて，キャップを開けて胃生検材料を線のところまで埋没させます．ここがちょうど微好気条件になっており，*H. pylori* に適した条件なのです．この埋没した状態で冷蔵庫に保存すると 3〜4 日間，菌数が減少しないことが確かめられています．このような輸送培地を用い，検査専門会社に送ればよいわけです．

　ここで培養法のオプションとして，薬剤感受性試験について触れておきましょう．以前に除菌療法を受けられた患者さんや，別の病気で長期に抗菌薬を内服された患者さんの場合は，*H. pylori* が薬剤耐性を獲得している可能性があります．通常の除菌法（後述）では，これら耐性菌は除菌しにくいこと

表11　*H. pylori* 感染症の除菌治療における *H. pylori* に対するCAMおよびAMPCのブレイクポイント

CAM：ブレイクポイント	感性（S）：≦0.25 μg/m*l*
	中間（I）： 0.5 μg/m*l*
	耐性（R）：≧1 μg/m*l*
AMPC：ブレイクポイント	感性（S）：≦0.03 μg/m*l*

ただし，測定法によってMIC値が変動するので厳密な条件下で測定したMIC値をブレイクポイントとする．
（日本化学療法学会，2000）

表12　CAM，AMPCのブレイクポイントと3剤併用療法（PPI＋CAM＋AMPC）の除菌率

ブレイクポイント（MIC：μg/m*l*）		除菌率
CAM	AMPC	
S（≦0.25）	S（≦0.03）	92.4%（232/251）
S（≦0.25）	S以外	85.7%　（24/28）
S以外	S（≦0.03）	35.7%　（5/14）
S以外	S以外	11.1%　（1/9）

S：感受性

が報告されています．そこで，このような症例の場合は，除菌療法開始前に感受性試験を行い，耐性菌の場合は感受性のあるレジメンで除菌を行うことにします．

　薬剤感受性試験には，通常の寒天平板希釈法や，E-テスト，ドライプレート法があります．日本化学療法学会より2000年に発表された寒天平板希釈法による *H. pylori* のブレイクポイント［耐性，感受性を決定するMIC（最小発育阻止濃度：細菌の成長を阻止するのに必要な抗菌薬の最低濃度）の値］を**表11**に示します．わが国で問題になる耐性菌はクラリスロマイシン（CAM）に対するものです．このブレイクポイントはたいへん臨床結果と合致しています．**表12**は当科のデータです．PPI＋CAM＋アモキシシリン（AMPC）による3剤併用療法による除菌率ですが，CAM，AMPC両者感受性の場合92.4%と高率ですが，CAM耐性の場合35.7%と極端に低下し，さらに両者耐性の場合11.1%でした．耐性菌の存在が考えられる場合は，

表 13　*H. pylori* 除菌 1 〜 4 ヵ月後におけるルミスポットの精度

		ルミスポット	
		陽 性	陰 性
内視鏡的診断法	陽 性	10	1
	陰 性	3	30

感　度：90.9%
特異度：90.9%
一致率：90.9%

除菌療法前に本ブレイクポイントによる薬剤感受性のチェックが必要であることがおわかりいただけましたでしょう.

2. 胃内視鏡検査によらない検査法

すでに内視鏡検査などで診断がついている患者さんや小児など内視鏡検査が行えない場合には以下の検査法が勧められます.

1）抗体測定

検体として血液や尿を用います. 従来は外国製の抗体キットのみでしたが, 最近では日本人より分離された *H. pylori* を抗原としたキット［ルミスポット（栄研化学），E-プレート（栄研化学）］が開発され，より診断精度が増したと報告されています. 大分大学の藤岡利生教授の報告によれば, 従来のガイドラインによる感染診断との比較では, 感度 100.0％, 特異度 80.0％, 一致率 97.1％であるということです. さらに除菌 6 ヵ月後における除菌判定において, 治療前値に対する変動率 30％を cut off 値とすると, 感度 93.3％, 特異度 95.0％, 一致率 94.0％であったそうです. これなら血清抗体測定法も除菌判定に使えそうですね. **表 13** は当科のデータです. 除菌後 1 〜 4 ヵ月の時点で除菌判定にルミスポットを用いました. 測定値が除菌前値より 25％以上低下した場合を *H. pylori* 陰性としたところ, 従来の内視鏡的診断法との比較で, 感度 90.9％, 特異度 90.9％, 一致率 90.9％と藤岡先生と同様, たいへん良好な結果を得ました.

尿を用いる方法では判定が迅速であるのも特徴の一つです. **図 26** は尿を

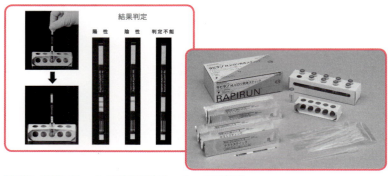

図26 尿中 H. pylori 抗体測定キット：ラピラン
陽性の場合は赤色の線が生じます．
（大塚製薬㈱より許可を得て転載）

用いる抗体測定キット［ラピラン H. ピロリ抗体スティック（大塚製薬）］です．希釈した尿に15分浸けるだけで判定できます．判定部に2本赤色ラインが出れば陽性，1本なら陰性です．診断能も血清法と同様で，尿を使用することと短時間での判定という点で優れた検査法です．

抗体測定の欠点としてはいわゆるグレイゾーンと呼ばれる判定不能，判定保留があることです．この場合の取り扱いが問題でしたが，上記の日本製のキットではこのようなグレイゾーンがなくなり，判定も容易となりました．しかし，除菌後の抗体価の低下には時間がかかるため，除菌後短時間での除菌判定には適しません．ご注意下さい．

一口メモ

「抗体陰性高値とは」

本文中の「E-プレート」（栄研化学）のカットオフは10U/mLで，それ未満はH. pylori陰性と判定されます．ところが多くの検討で，3-9.9U/mL（陰性高値）の中に，H. pylori陽性者が約20％弱含まれていることが明らかになりました．検査値がこの範囲の場合は，ほかの検査を行い感染の有無を確認すべき，と2016年学会ガイドラインでは謳っております．このことは，胃がんリスク検診（ABC検診）のA群に偽のA群（H. pylori陽性者，あるいは除菌後者など）が含まれている可能性が示されており，問題となっております．現在，日本中で検討が進んでおりますので結論をお待ちください．

C. ピロリ菌感染診断の方法は

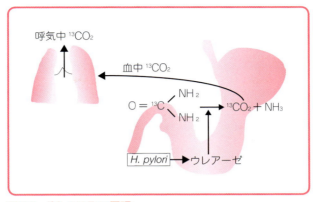

図 27　^{13}C-UBT の原理

2）尿素呼気試験（urea breath test：UBT）

　簡便で，感度も特異度も高く，反復して行える長所があります．これも耳慣れない検査法ですので，その測定原理を説明いたしましょう（**図 27**）．本法も H. pylori のウレアーゼ活性を利用する方法です．被検者に炭素が ^{13}C（通常は ^{12}C です）である特殊な尿素を内服していただきます．胃内に H. pylori が存在していると，そのウレアーゼ活性により ^{13}C-尿素（ウレア）が分解されて，アンモニアと ^{13}C-二酸化炭素となります．この ^{13}C-二酸化炭素がすぐさま吸収されて肺に運ばれ，呼気中に排泄されます．この呼気中の ^{13}C の量を ^{13}C-尿素内服前と比較し，その増加率を計算します．当科では，^{13}C-尿素内服後 15 分で ^{13}C が 5.0‰ 以上の増加を示したとき，H. pylori 陽性と判定していました（この計測法は現状と異なります．一般的には用いる ^{13}C-尿素の説明書を参考にしてください）．

　本法は胃生検材料を用いる「点」の診断ではなく，水に溶けた尿素をくまなく胃内へ拡散させる，すなわち胃内全体をみる「面」の診断と呼ばれています．そのため診断精度が高く，信頼性のある検査法として世界的に使用されています．特に，菌数の少なくなった除菌後の正確な判定法として高く信頼されています．

　表 14 は当科における除菌判定時の UBT と培養法の比較です．118 例中 7 例の不一致例がみられました．特に UBT 陽性 16 例中 5 例が培養法陰性でし

表14 除菌判定時の培養法とUBTの関係

		培養法		計
		陽性	陰性	
UBT	陽性	11	5	16
	陰性	2	100	102
	計	13	105	118

た．つまり，31％で偽陰性例が出現したと考えられるわけです．このように，除菌判定検査では細菌感染症のgold standardと目されている培養法よりもUBTのほうが信頼性が高いことが明らかとなりました．

実際にどのように検査するかイラストで示しましょう（**図28**）．まず朝食をとらず来院していただきます．当科では内視鏡検査と同じ日に行っております．

以前は顆粒の^{13}C-尿素を水で溶かして用いていました．そして，尿素内服後に必ずうがいをしていただいていました．つまり，口腔内にいるウレアーゼ活性を示す雑菌により検査結果偽陽性となる可能性があるからです．少し複雑ですね．そこで，最近うがいをしなくてもよい，錠剤にした^{13}C-尿素が販売されています．**図29**にそのひとつを示します［ユービット錠（大塚製薬）］．これで検査室に洗面台も必要なくなり，ずいぶん簡単になりました．当科における実際の検査手順を示しましょう．

（1）尿素内服前，呼気採取バッグに呼気を採取します．このとき，短時間息止めをして呼気中の二酸化炭素の濃度を高めるのがこつです．計測値が高くなり違いが大きくなるためです．

（2）検査薬を水100mLで服用します．

（3）いすにかけてゆっくりしていただきます．

（4）検査薬内服20分後，再度，呼気採取バッグに呼気を採取します．このときも短時間息止めをして呼気中の二酸化炭素の濃度を高めるのがこつです．

C. ピロリ菌感染診断の方法は

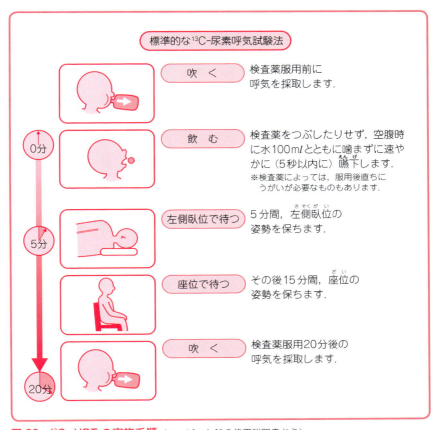

図28　¹³C-UBTの実施手順（ユービット錠の使用説明書から）

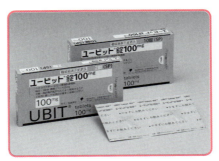

図29　ユービット錠（口絵7参照）
（大塚製薬㈱より許可を得て転載）

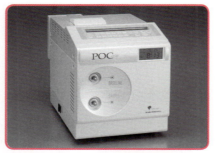

図 30　呼気中 ^{13}C 分析装置：POCone
（大塚製薬より許可を得て転載）

(5) 尿素内服前後の呼気バッグ中の ^{13}C の量を計測します．現在，自施設で計測できるよう小型の計測器［POCone（図 30）（大塚製薬）］が市販されています．

　ここで注意点があります．ガイドラインでも示されていますが，測定値が 2.5～5.0‰ の間では判定が偽陽性の場合があります．そこでこのようなときには他の検査法を用いたり，あるいは経過観察後の再検査が望ましいとされました．ご注意下さい．

3）便中抗原測定

　糞便中の *H. pylori* 抗原を検出するキット［メリディアン HpSA ELISA（テイエフビー）］が開発され，わが国においても 2003 年 11 月に保険収載されました．*H. pylori* の抗体が塗布してあるマイクロプレートに糞便を希釈して加え，糞便中の *H. pylori* 抗原の有無を判定するという，たいへんユニークな検査法です．表 15 に当科における検討結果を示します．従来法との比較でたいへん高い有用性を示しました．本法は，簡便で非侵襲的であり，将来性のある検査法であると考えています．2004 年 8 月からはより迅速な免疫クロマト法によるキットも保険適用となりました．また，モノクローナル抗体を用い診断精度を増した［メリディアン HpSA ELISA II（富士レビオ）］（図 31）も市販されています．

3. 除菌前の *H. pylori* 感染診断

　図 17（27 頁），日本ヘリコバクター学会による診断ガイドラインを再度

C. ピロリ菌感染診断の方法は

表15 HpSA による感染診断

		HpSA	
		陽性	陰性
H. pylori	陽性*	114	2
	陰性*	1	19

感　度：98.3%
特異度：95.0%
精　度：97.8%
＊日本消化器病学会ガイドラインによる診断

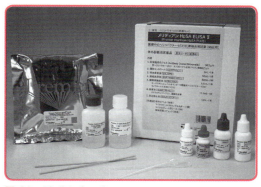

図31　HpSA キット
（富士レビオ㈱より許可を得て転載）

ごらんください．通常の感染診断では図中の検査法のいずれかを用います．胃内視鏡検査を施行される場合は胃生検組織を採取し，迅速ウレアーゼ試験，鏡検法，培養法により感染診断を行います．この場合 PPI など H. pylori に対し静菌作用を示す薬剤を内服している場合は偽陰性を防ぐため，少なくとも2週間は内服中止してから検査を行います．

　当科では，検査当日に感染の有無を患者さんへお伝えできるため迅速ウレアーゼ試験を，また，胃炎の程度も一緒に検討できるため鏡検法を，そして，薬剤感受性や遺伝子解析のため培養法を同時に行っていますが，これは一般的ではありません．一つ選ぶとすれば迅速ウレアーゼ試験だと思います．疾患の診断がもうすでについていて，内視鏡を行わない場合は血清，尿を用いた抗体測定や尿素呼気試験にて感染診断を行いますが，この場合どちらか一

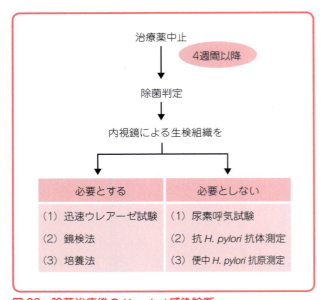

図32 除菌治療後の *H. pylori* 感染診断
複数であれば除菌判定の精度はさらに高くなる．
（日本ヘリコバクター学会ガイドライン, 2009）

つを選ぶとすれば尿素呼気試験だと考えます．

4. 除菌治療後の *H. pylori* 感染診断（除菌判定）

　除菌の判定に関する日本ヘリコバクター学会のガイドラインを**図32**に示します．除菌判定時，胃内視鏡検査を施行される場合は胃生検組織を採取し，迅速ウレアーゼ試験，鏡検法，培養法により行います．複数の検査を行ったほうが除菌判定の精度はさらに高くなります．内視鏡を施行しない場合は尿素呼気試験あるいはモノクローナル抗体を用いた，便中抗原測定を行います．抗体法は前に述べましたとおり，抗体価低下に時間がかかりますので，除菌後6ヵ月から1年はあけて検査すべきです．
　ここで *H. pylori* 感染診断と除菌判定について，ガイドラインでは補足事項として**図33**に示すとおり，胃生検をする診断法では2ヵ所から生検すること，そして可能な限り経過観察をするよう推奨しています．*H. pylori* 陰性の場合，経過観察のための再検査は保険適用されています．

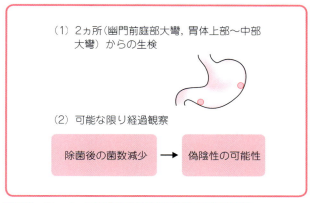

図 33　H. pylori の感染診断と除菌判定補足事項
(日本ヘリコバクター学会ガイドライン, 2016)

5. 除菌判定時期について

　学会ガイドラインでは「除菌判定は除菌治療薬中止後 4 週以降に行う」としております．われわれはこの判定時期について細かく検討し，報告いたしました．その詳細を**表 16** に示します．

　除菌療法を受けられ，先に述べました当施設の 4 種の検査法にて，除菌に成功したと判定された 109 例を経過観察いたしました．すると H. pylori が一度は陰性化していたものが 6 〜 12 ヵ月後に再度出現してしまった方が 6 例見つかりました．いずれも最初の除菌判定が偽陰性であったわけです．そこで，最初の除菌判定を行った時期を調べてみますと，いずれも除菌療法終了後 60 日以内でした．そして，60 日以降に除菌判定を行った症例では 1 例も偽陰性は認められませんでした．このことから，除菌の判定はその時期もたいへん重要であり，学会ガイドラインでは治療薬内服終了後 4 週以降に行うとしておりますが，われわれはもっと遅く，終了後 8 週間はあけていただきたいと考えております．患者さんはなるべく早く除菌の結果を知りたがられるものですが，ぐっと我慢していただいてください．正確な診断が重要だからです．

表 16　除菌判定時期と再陽性化率

除菌判定までの日数	症例数	再陽性化例	再陽性化率
31～40 日	14	2	14.3％
41～50 日	30	2	6.7％
51～60 日	31	2	6.5％
61～90 日	34	0	0％

症例数：109 例，再陽性化例：6 例，再陽性化率：5.5％

6．一般臨床医における H. pylori 診断法の私案

　それでは，たくさんの検査法の中からどの方法を選べば患者さんの負担も少なく，そして確実なのでしょうか．一般臨床医における H. pylori 診断法についての私案を**図 34** に示します．

　せっかく医師を訪れた患者さん，あるいは何らかの症状のある患者さんならなおさら，まず胃癌の検診も含めて内視鏡検査を行います．そして，慢性胃炎や胃潰瘍あるいは十二指腸潰瘍など H. pylori 除菌療法の適応疾患だと診断された場合，迅速ウレアーゼ試験で H. pylori の感染診断を施行します．この迅速ウレアーゼ試験は先に述べましたとおり 15 分で判定できますので，検査当日より除菌療法の開始が可能です．H. pylori 陽性の場合に初めて除菌療法を開始します．この際，患者さんに対して行う副作用を含むインフォームド・コンセントが大変重要です．

　それでは，内視鏡検査ができない場合はどうすべきでしょうか．その場合は上部消化管造影検査を行います．H. pylori の診断法としては保険適用にはなりませんが尿素呼気試験を行います．判定陽性の場合は，内視鏡検査のときと同様に除菌療法を開始します．

　除菌療法終了後の除菌判定はまず尿素呼気試験を行います．この場合，判定偽陰性を避けるため，静菌作用のある薬剤（PPI など）を内服していた場合は，除菌薬内服終了後，少なくとも 2 週間をあけてから除菌判定を行うべきです．このことでよくご質問がありますので，データを示しましょう．

　表 17 は米国の Laine 先生らの報告です．H. pylori 陽性のボランティア 95

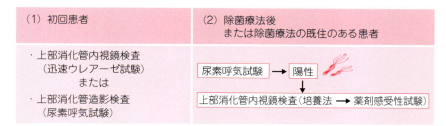

図34 実地臨床におけるH. pylori検査法の選択
(髙橋私案)

表17 PPIの尿素呼気試験に及ぼす影響

PPI内服28日目	33/95 (35％)
PPI内服中止後 3日目	10/95 (11％)
PPI内服中止後 7日目	5/95 (5％)
PPI内服中止後 14日目	2/95 (2％)
PPI内服中止後 28日目	2/95 (2％)

UBT陰性例/全症例
(Laine et al:Gastroenterol **114**:A 193, 1998)

人に4週間PPIを飲んでいただいて，尿素呼気試験を内服終了時に施行しました．すると33人が陰性という結果でした．H. pyloriが陽性の方で約30％の偽陰性が発生したわけです．3日後でも10人が偽陰性でした．1週間後でもまだ5人の偽陰性があり，14日で2人，1ヵ月でも2人が偽陰性でした．すなわち，PPIを内服していた場合は少なくとも内服終了後2週間以上あけないとこのような偽陰性が生ずることが明らかとなりました．除菌判定では，PPIなどH. pyloriに静菌作用のある薬剤や抗菌薬などの内服歴に注意すべきなのです．

　尿素呼気試験で陰性の場合は，除菌成功と判定します．陽性の場合は残念ながら除菌不成功であり，2次除菌を行います．それでも不成功の場合は3次除菌のため再度内視鏡検査を施行し，胃生検材料によりH. pyloriの培養と薬剤感受性試験を行います．薬剤感受性をみて，感受性を示す適当な薬剤を組み合わせて3次除菌を行いますが，この場合保険で適用されていないレジ

メンとなります．詳しい除菌法については後述します．

D．ピロリ菌の除菌法は

現在わが国においても，また世界的にも，PPIと2種の抗菌薬［アモキシシリン（AMPC），クラリスロマイシン（CAM），メトロニダゾール（MNZ）から2剤］を1〜2週間投与する3剤併用療法が選択されています．この3剤併用療法はどのようにして開発されてきたのでしょうか．多くの臨床家の努力と患者さんのご協力によってやっと今日に至ったわけですが，ここで，この除菌療法をより正確に理解していただくため，現在までのあゆみを解説してみたいと思います．

1．除菌療法のあゆみ

H. pylori を初めて除菌したのは，第Ⅰ章に述べました本菌を初めて分離培養したMarshallです．彼は1981年，76歳のロシア人男性で激烈な心窩部痛を訴え，諸検査の結果，血流障害による腹痛を疑われていた患者さんの診察にあたりました．この方が *H. pylori* に感染していたため，テトラサイクリン（TC）2gを2週間投与したところ，その自覚症状の完全な消失と胃炎の改善を認めました．このことから，彼は本菌治療の臨床効果に自信をもったわけです．

欧米では，1800年代よりビスマス製剤（colloidal bismuth subcitrate：CBS）が心窩部不快を訴える患者さん（いわゆるfunctional dyspepsia：FD）や消化性潰瘍の治療に使用されていました．しかも本剤は *H. pylori* と同じラセン菌，梅毒スピロヘータの治療薬としても盛んに使用されてきましたが，胃疾患とビスマス製剤，さらにラセン菌が1本の線ではなかなか繋がりませんでした．

しかし，Marshallは文献を検索しているうちに，当時の潰瘍治療薬の最終兵器と考えられていたシメチジン（H_2ブロッカー）でも十二指腸潰瘍を瘢痕化させることはできても治癒させることはできない，すなわち再発は防げないことに気づきました．それはMartinらの報告でした．彼らはMarshallらの *H. pylori* 発見以前に十二指腸潰瘍の再発につき，シメチジンで治した潰

瘍よりも，ビスマス製剤で治したもののほうが再発しにくいと報告していました．

Marshall は *H. pylori* を消化性潰瘍の病原因子と考えていたので，潰瘍再発を防ぐ薬剤には本菌に対する抗菌作用があるのでは，と考え検討を加えました．そして CBS が本菌に対して抗菌力を示すことを明らかにしました．彼はビスマス剤を *H. pylori* の治療に使用できると判断し，臨床的検討を始めました．ここから *H. pylori* の除菌療法が始まったわけです．

1) ビスマス製剤を基本とした除菌法

薬剤感受性試験では抗菌力を発揮するビスマス製剤も，実際にヒトに投与するとほとんど効果を示しませんでした．前に述べましたように，*H. pylori* は粘液層に生息しているため薬剤が到達しにくいのです．*in vitro* と *in vivo* の結果が異なるのはそのためです．

Marshall らの CBS 単剤による二重盲検試験では除菌率 5％という成績でした．そこで他剤との併用を考え，CBS とニトロイミダゾール系薬剤［チニダゾール（TNZ）］やペニシリン系薬剤（AMPC）との併用を検討しました．これらの薬剤は抗菌力が高く，また安価であるため用いられたと考えられます．その結果も除菌率 50％以下と，満足すべきものではありませんでした．

ところが 1991 年，Logan らはビスマス製剤（tripotassium dicitrato bismuthate）に AMPC とニトロイミダゾール系薬剤（MNZ）の 3 剤を併用し，72％（76/106）の除菌率が得られたと報告しました．そしてその後，多くの施設でこの 3 剤併用療法が検討され，AMPC の代わりに TC を用いた結果，90％以上の安定した除菌率が得られるようになりました．これが現在古典的 3 剤併用療法と呼ばれる除菌法です．主に消化器症状による副作用と内服法が複雑なため，内服コンプライアンスが悪いという欠点がありますが，安価で除菌率が高率のため欧米では現在でも用いられております．しかし，わが国ではこれらのビスマス製剤が使用できないため検討されておりません．

2) 酸分泌抑制薬を基本とした除菌法

ビスマス製剤を中心とした除菌法は，使用する抗菌薬の種類を増やすことでその除菌率の上昇をねらったわけですが，抗菌薬の活性至適 pH は中性であることから，酸分泌抑制薬（PPI や H_2 ブロッカー）を併用することにより胃内環境を中性に近づけ，抗菌薬の抗菌活性を増し，除菌率を上げる療法が

試みられました．

　1989 年，Unge らは二重盲検法により AMPC に PPI［オメプラゾール（OMZ）］を併用する検討を初めて行い，除菌率 62.5％（5/8）と報告しました．下痢以外の副作用がみられず，その後多くの検討が加えられました．これが過去除菌療法の主流となった 2 剤併用療法です．1995 年には，日本消化器病学会治験検討委員会より日本初の除菌ガイドラインが発表されましたが，そのなかで，本 2 剤併用療法が推奨されました．しかし，その後の検討により本療法では除菌率が 50～60％と期待したほど効果があがらないことが明らかとなりました．さらに PPI と CAM による 2 剤併用療法の場合，その除菌失敗例に CAM 耐性菌が高率に発生するという問題が指摘されました．

　1994 年，Bazzoli らはより高い除菌率を求め，PPI にマクロライド系薬剤（CAM）と TNZ を併用する除菌法を検討しました．CAM は新世代のマクロライド系薬剤で酸性条件で活性が落ちず，また半減期が長く，さらに H. pylori に対する抗菌力が高いという特徴があり，除菌療法に用いられたものと考えられます．結果，95.4％（62/65）という高い除菌率が得られました．これが新 3 剤併用療法と呼ばれるもので，TNZ 以外は常用量であり，しかも 1 週間という短期間の内服で，大きな副作用は認められなかったと報告されました．前述の 2 週間内服の 2 剤併用療法に比べ除菌率が高く，その後多くの施設でこの新 3 剤併用療法の追試が進みました．そして，本療法の有効性を印象づけたのが，MACH-1 study と呼ばれる多施設，無作為，二重盲検法による検討です．MACH-1 とは MNZ の M，AMPC の A，CAM の C，H. pylori の H，それと 1 週間の 1 です．**表 18** にその結果を示します．OMZ に CAM と AMPC あるいは MNZ を加えた 3 剤併用療法で 79～96％という高い除菌率が得られました．このうち PPI ＋ AMPC ＋ CAM の組み合わせが 96％と最も高いようです．現在では本療法が除菌療法の標準法として用いられていますが，わが国におけるその後の検討では，除菌率は実際のところ 85％前後でした．やはりもうひとつ有効率を上げる工夫が必要だと考えておりました．

2．日本ヘリコバクター学会の治療ガイドライン

　2000 年の学会ガイドラインでは除菌薬のレジメンとしては，上記のごと

表18 MACH-1 Study

OMZ	AMPC	CAM	MNZ	例 数	除菌率（%）
20 mg × 2	1 g × 2	500 mg × 2		110	96
20 mg × 2		250 mg × 2	400 mg × 2	111	95
20 mg × 2		500 mg × 2	400 mg × 2	118	90
20 mg × 2	1 g × 2	250 mg × 2		111	84
20 mg × 2	1 g × 2		400 mg × 2	119	79
20 mg × 2				115	1

薬剤は1日量
（1998）

く多くのEBMより3剤併用療法が選択されました．すなわち，除菌療法として PPI＋AMPC＋CAM を1週間投与する3剤併用療法が第一選択となりました．そして，補足として当時の第一選択薬も示しました．すなわち，LPZ（30mg）1Capを1日2回，AMPC（250mg）3Capを1日2回，そしてCAM（200mg）1錠または2錠を1日2回，以上の3剤を朝，夕食後に1週間投与するというものです．この除菌法が同年そのまま保険適用されました．さらに，2003年の日本ヘリコバクター学会ガイドラインでは保険適用に伴い，PPIとしてOMZが追加されました．また，ここでは除菌不成功例の増加に伴い，その2次除菌法が求められており，「CAMをMNZに代えた3剤併用療法が望ましい」とされました．その理由については53頁をご参照下さい．多くのデータが集まり，2007年8月にこのレジメンが保険適用となりました．

そして2009年，PPIのラベプラゾール（RPZ）の保険適用を受け，新治療ガイドラインが，さらに2016年その後保険適用されたエソメプラゾール（EPZ），ボノプラザン（VPZ）が治療ガイドラインへ収載されました．（**図35**）．

1次除菌薬

プロトンポンプ阻害薬（PPI） ＋ アモキシシリン（AMPC） ＋ クラリスロマイシン（CAM）
を1週間投与する3剤併用療法

2次除菌薬

プロトンポンプ阻害薬（PPI） ＋ アモキシシリン（AMPC） ＋ メトロニダゾール（MNZ）
を1週間投与する3剤併用療法

図35 *H.plori* 除菌治療
（日本ヘリコバクター学会ガイドライン，2016）

PPI：LPZ, OMZ, RPZ, EPZ, VPZ

一口メモ

連続治療（sequential therapy）

		除菌率
3剤併用療法 PPI＋2剤	1,384例	76.9%
連続治療 PPI＋1剤 5日間 ↓ PPI＋2剤 5日間	1,363例	93.4%

（10件の無作為対照試験のメタ解析）

日本ヘリコバクター学会ガイドライン（2009）に紹介されている1次除菌法です．図に示すとおり，5日間の2剤併用と引き続き5日間の3剤併用療法のことで，メタ解析において通常の3剤併用療法より有効という結果が得られました．わが国でも追試が行われています．

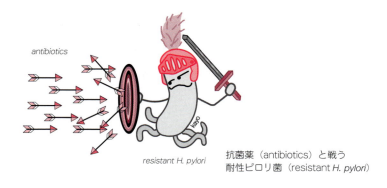

抗菌薬（antibiotics）と戦う
耐性ピロリ菌（resistant *H. pylori*）

第Ⅲ章
保険適用された
ピロリ菌除菌療法の実際

A. 適用疾患

　2000年に初めて胃潰瘍と十二指腸潰瘍（潰瘍瘢痕状態も含みます）に対する除菌療法が保険適用となり，全国的に H. pylori の除菌療法が行われるようになりました．そしてその後のエビデンスの積み重ねにより，2010年6月には胃MALTリンパ腫，免疫性（特発性）血小板減少性紫斑病，そして早期胃癌に対する内視鏡治療後胃に対する H. pylori の除菌が，さらに2013年2月には待望のヘリコバクター・ピロリ感染胃炎への除菌療法が保険適用となりました．H. pylori の感染診断と除菌治療を行うためには，これらの5疾患が診断されたのちとなります．疑い病名での保険適用は認められませんのでご注意ください．

B. 診断法

1. 除菌前の感染診断法

　まず保険適用となる疾患の診断が確定してから，H. pylori の感染診断を行います．

　図36 に保険適用された除菌前の6種類の診断法を示しますが，結果が陰性の場合は異なる方法でさらにもう1回診断を行うことができます．また，2010年4月の保険改正により2種類の感染診断が保険上同時併施可能となりました．H. pylori 除菌療法における検査精度の重要性が認められたものでしょう．選択できる検査法の組み合わせについても**図36** に示します．

　各診断法については，胃内視鏡検査による胃生検材料を用いる方法として，

| 対　象 | 胃潰瘍・十二指腸潰瘍，胃MALTリンパ腫，免疫性（特発性）血小板減少性紫斑病，早期胃癌に対する内視鏡治療後胃，慢性胃炎 |

(1)～(6)より1法を用いる．判定が陰性の場合に限り，他の検査法が1つだけ認められている

(1) 迅速ウレアーゼ試験　　(4) ヘリコバクター・ピロリ抗体測定
(2) 組織鏡検法　　　　　　(5) 尿素呼気試験
(3) 培養法　　　　　　　　(6) 便中ヘリコバクター・ピロリ抗原測定

↓ 診断精度を高めるため，さらに以下が保険適用可能

(1)～(6)の検査を同時に実施した場合，(1)+(2)，(4)+(5)，(4)+(6)，(5)+(6)に限り同時算定可

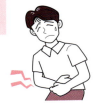

図36　除菌前の感染診断（保険適用の条件）

迅速ウレアーゼ試験，組織鏡検法，培養法があります．また，胃内視鏡検査によらない方法として，血中や尿中の抗体測定法，呼気を用いる尿素呼気試験，便中の *H. pylori* 抗原測定法があります．各診断法の詳細については第Ⅱ章をご参照ください．胃内視鏡検査を施行するか否かで，おのずから用いる診断法が選択されます．診断法の選択についての私案は**図34**（43頁）に示しました．ご参考ください．

一口メモ

薬剤感受性試験

　細菌感染症の治療ですから除菌治療前に薬剤感受性試験を行うことは意味があります．しかし全例行うのは費用効率からみて無駄です．査定の対象にもなります．クラリスロマイシン（CAM）耐性菌が目下のところ除菌成否に最も重要ですので，CAM耐性率の高い地域やCAMを長期内服した患者さんでは除菌前に感受性のチェックはすべきでしょう．もちろんその場合，レセプトの摘要欄にその旨の記載が必要です．また保険が適用される1次除菌，2次除菌のレジメンが決まっていますので，3次除菌の前にはその薬剤選択のため感受性試験が必須であると考えています．

B. 診断法

| 対　象 | 除菌療法終了後4週間以上経過した患者 |

(1)〜(6)より1法を用いる．判定が陰性の場合に限り，他の検査法が1つだけ認められている

(1) 迅速ウレアーゼ試験　　(4) ヘリコバクター・ピロリ抗体測定
(2) 組織鏡検法　　　　　　(5) 尿素呼気試験
(3) 培養法　　　　　　　　(6) 便中ヘリコバクター・ピロリ抗原測定

↓ 診断精度を高めるため，さらに以下が保険適用可能

(4)，(5)，(6)の検査を同時に実施した場合，2つに限り同時算定可

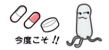

図37　除菌後の感染診断（保険適用の条件）

2．除菌後の感染診断法（除菌判定法）

図37に示しましたが，除菌薬内服終了後4週間以上経過した患者さんが対象となります．第Ⅱ章の表16（42頁）のとおり，除菌判定はできるだけ遅くしたほうがその精度が高くなるからです．

ここでも除菌前と同じ6種類の診断法があげられております．結果陰性の場合，すなわち，除菌成功例ではさらに診断精度を上げるため，異なる方法でもう1回除菌判定を施行できます．この場合もできるだけ最初の判定時より時間をあけて行うほうがよく，6ヵ月後ぐらいに行うことをお勧めします．また，2010年4月の保険改正より，除菌判定においても2種類の検査法が保険上同時併施可能となりました．選択できる検査法の組み合わせについても図37に示します．結果陽性の場合は除菌不成功であり，再度1回に限り2次除菌および除菌後の感染診断を施行できることになっています．一般には，生検材料を用いる方法はサンプリングエラーの可能性がありますので，ガイドライン通り，尿素呼気試験または単クローン性抗体を用いた便中抗原

一口メモ

免疫染色法

28〜29頁に述べましたように，除菌後など菌数が減った場合に雑菌との区別に抗 *H.pylori* 抗体による免疫染色が有用です．しかし検査時全例に行う施設もありますが，これは保険の査定対象となります．やはり必要なときにだけ行うべきであり，またその場合レセプトの摘要欄に「除菌判定のため施行した」旨の記載が必要です．

表 19　*H. pylori* 感染の診断および治療に関する取り扱い（1）

感染診断実施上の留意事項
（1）静菌作用を有する薬剤について 　　（ランソプラゾールなど） 　　偽陰性を避けるため感染診断の実施については，当該薬剤投与中止または終了後2週間以上経過していることが必要 　　（薬剤中止または終了年月日を記載する） （2）抗体測定について 　　・除菌後の判定には除菌終了後6ヵ月以上経過した患者に実施する． 　　・除菌前の抗体測定結果と定量的な比較が可能である場合に限る． 　　（除菌前後の抗体測定実施年月日および測定結果を記載する）

（厚生労働省, 2010 改定）

測定法を除菌判定に用いるべきです．抗体法は除菌後もその低下に時間がかかり不適当です．

　ここで，**表 19** のとおり *H. pylori* に対し，静菌作用のある薬剤［プロトンポンプ阻害薬（PPI）や抗菌薬など］を内服していた場合は，判定偽陰性を避けるため，同薬剤内服中止後，少なくとも2週間以上をあけてから感染診断を行うよう留意事項にあげられております．PPI については **表 17**（43 頁）で説明いたしましたのでご参照ください．そして，上記薬剤の中止または終了年月日をレセプトに記載するよう指示されております．ここで，厚生労働省の疑義解釈にて（2016 年 3 月 30 日発行），PPI 内服中においても抗体法は算定できることとなりました．重症の GERD にて PPI を中止できない方などにとっては朗報ですね．

　さらに，除菌判定に抗体法を用いる場合には，**表 19** のとおり除菌終了後6ヵ月以上経過した患者さんに実施すること（除菌に成功した後も抗体価の低下に時間がかかるからです），また除菌前の抗体測定結果と定量的な比較のできる場合と制限されております．すなわち，抗体法を診断に用いる場合は除菌前後で定量法により測定しなければならないわけです．そして，除菌前後の抗体測定実施年月日および測定結果をレセプトに記載するよう指示されております．

C. 除菌法

わが国において保険適用である1次除菌法を**図38**に示します．対象の患者さんは，内視鏡や造影検査にて確診された胃潰瘍，十二指腸潰瘍，胃MALTリンパ腫，特発性血小板減少性紫斑病，早期胃癌に対する内視鏡治療後胃，内視鏡で確診されたヘリコバクター・ピロリ感染胃炎の方のみで，ランソプラゾール（LPZ），オメプラゾール（OMZ），ラベプラゾール（RPZ），エソメプラゾール（EPZ）またはボノプラザン（VPZ）にアモキシシリン（AMPC），クラリスロマイシン（CAM）の3剤を1日2回同時に服薬し，これを1週間続けるものです．使用できる薬剤の商品名は**図38**のとおりです．内服する薬剤の種類も数も多いのが難点で，飲み忘れが問題でした．こ

対象	H. pylori陽性を確認された胃潰瘍または十二指腸潰瘍患者		
一般名	商品名	1回量	
(1)ランソプラゾール または	タケプロン	30 mg	
オメプラゾール または	オメプラール，オメプラゾン	20 mg	
ラベプラゾール または	パリエット	10 mg	
エソメプラゾール または	ネキシウム	20 mg	
ボノプラザン	タケキャブ	20 mg	
(2)クラリスロマイシン	クラリス，クラリシッド	200または400 mg	または
(3)アモキシシリン	アモリン，パセトシン*・**，サワシリン*・**，ワイドシリン，アモキシシリン**，アモペニキシン*	750 mg *ラベプラゾールの場合に使用可能なもの **オメプラゾールの場合に使用可能なもの	
1日2回，同時併用，7日間経口投与		×7	

図38 除菌の実施（保険適用の条件）

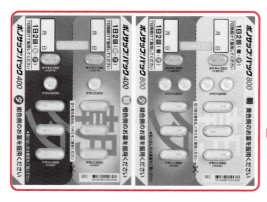

図39 ボノサップパック400・800の1日分（口絵8参照、2016年9月時点の武田薬品工業（株）HPより許可を得て転載）

の飲み忘れをしないことが除菌療法成功の第一歩です．そこで，1日分を1シートにしたユニークな製剤が発売されています（**図39**）．ボノサップパック400または800（武田薬品，大塚製薬）で，タケキャブ20，アモリンカプセル250，クラリス錠200を組み合わせ，1日1シートを朝，夕と1列ずつ内服するものです．たいへん便利になりました．これらの薬剤以外は1次除菌の保険適用にはなりません（57頁の脚注も参照ください）．

表20に本レジメンにより消化性潰瘍を対象として，わが国で行われた臨床試験の除菌率を示します．2000年の日本ヘリコバクター学会にて北海道大学の浅香正博教授により発表されたものです．LPZ単独では除菌率が胃潰瘍で0%，十二指腸潰瘍で4.4%でした．LPZにAMPCとCAMを加えることにより，胃潰瘍，十二指腸潰瘍ともに高い除菌率が得られました．このうち十二指腸潰瘍においてはCAMの量が1日量400 mgのほうが800 mgよりかえって除菌率が高いという結果でした．そこで保険適用ではCAMの量

> **一口メモ**
>
> ### 2次除菌開始の時期
>
> 最初の除菌（1次除菌）に失敗した場合，2次除菌はいつ行うのが適当なのでしょうか．除菌治療が必要な患者さんならいつでも再度の除菌を行うべきでしょう．ただ，1次除菌によって腸内細菌フローラの変化をきたし，また肝臓・腎臓に少なからず負担を与えています．そこで何もデータはありませんが，経験的に1次除菌後3〜6カ月あけて2次除菌を施行するのが適当だと考えています．

C. 除菌法

表20 わが国における臨床試験成績（H. pylori 除菌率）

	胃潰瘍	十二指腸潰瘍
LPZ　　（30 mg）	0％（0/48）	4.4％（2/45）
LPZ　　（30 mg×2） AMPC（750 mg×2） CAM　（200 mg×2）	87.5％（84/96）*	91.1％（82/90）*
LPZ　　（30 mg×2） AMPC（750 mg×2） CAM　（400 mg×2）	89.2％（82/90）*	83.7％（82/98）*

*$p \leq 0.000$ vs LPZ 単独療法
LPZ：ランソプラゾール，CAM：クラリスロマイシン，AMPC：アモキシシリン

は400mgまたは800mgとなっております．しかし実際には，400mgのほうが副作用の出現が少ないとの考えから400mgを選択される先生も多いようです．当科でもその除菌率に差がないことから400mgを採用しておりますが，2016ガイドラインにおいても400mgが推奨されました．

次に，除菌不成功例に対する2次除菌です．2000年当時の約85〜90％の1次除菌率が，最近では約70％に低下してきていました（ボノプラザンを用いた最近の除菌率は上昇していることが報告されています．今後の検討が楽しみです）．これは後ほど第Ⅳ章「除菌療法に伴う副作用とその対策について」で述べますが，CAM耐性菌の増加が原因です．従来，保険の適用では2次除菌もPPI＋AMPC＋CAMによる3剤併用療法でした．同じレジメンを繰り返すので当然除菌率は低くなります．そこで2003年の日本ヘリコバクター学会ガイドラインでは2次除菌において抗原虫薬のメトロニダゾール（MNZ）をCAMに代えて使用する3剤併用療法が推奨されました．すなわち**表21**のとおり，わが国における臨床研究からもPPI＋AMPC＋MNZの3剤併用で除菌率が90％以上と大変高い有効性が示されたからです．除菌不成功例の増加により一般臨床の現場に大きな混乱が生じてきました．そこで2007年8月この推奨レジメンが保険適用となりました．その内容を**図40**に示します．本レジメンはわが国における臨床治験なしで採用された画期的な治療法ですが，そのためその適用は2次除菌に限られています．

表21　わが国における PPI ＋ AMPC ＋ MNZ の除菌効果

報告者	レジメン/投与日数	再除菌率	薬剤感受性試験	感受性別除菌率
永原ら	PPI ＋ AMPC 1500 ＋ MNZ 500 / 10 日間	91.3% (73/80)	ND	
村上ら	RPZ 40 ＋ AMPC 1500 ＋ MNZ 500 / 7 日間	93.8% (30/32)	CAM-ND, MNZ-S CAM-ND, MNZ-R	100% (20/20) 83.3% (10/12)
河合ら	OMZ 40 ＋ AMPC 1500 ＋ MNZ 750 / 7 日間	100% (31/31)	CAM-S, MNZ-ND CAM-R, MNZ-ND	100% (4/4) 100% (27/27)
当　科	PPI ＋ AMPC 1500 ＋ MNZ 500 / 7 日間	90.5% (19/21)	CAM-S, MNZ-S CAM-R, MNZ-S	91.7% (11/12) 88.9% (8/9)

S：感受性，R：耐性，ND：not done
PPI：プロトンポンプ阻害薬，OMZ：オメプラゾール，RPZ：ラベプラゾール，AMPC：アモキシシリン，MNZ：メトロニダゾール

対　象	PPI＋AMPC＋CAMによるH. pylori除菌不成功患者		
一般名	商品名	1回量	
(1) ランソプラゾール 　　または	タケプロン	30 mg	
オメプラゾール 　　または	オメプラール，オメプラゾン	20 mg	
ラベプラゾール 　　または	パリエット	10 mg	
エソメプラゾール 　　または	ネキシウム	20 mg	
ボノプラザン	タケキャブ	20 mg	
(2) メトロニダゾール	フラジール，アスゾール	250 mg	
(3) アモキシシリン	パセトシン，サワシリン，アモリン，アモペニキシン	750 mg	

1日2回，同時併用，7日間経口投与　×7

図40　2次除菌の実施（保険適用の条件）

D. 除菌療法後の潰瘍治療

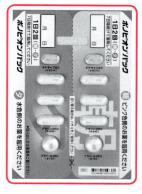

図 41　ボノピオンパックの1日分
（口絵9参照，2016年9月時点の武田薬品工業（株）HPより許可を得て転載）

表 22　H. pylori 感染の診断および治療に関する取り扱い（2）

除菌後の潰瘍治療
除菌終了後の抗潰瘍剤投与については薬事法承認事項に従い適切に行うこと

（厚生労働省, 2000. 11. 1)

　この2次除菌においても，1日分を1シートにしたボノピオンパック（武田薬品，大塚製薬）という製剤が発売されています（**図 41**）．こちらもボノサップパック（**図 39**，54頁）同様，飲み忘れ防止に有用ですね*．

 ## D．除菌療法後の潰瘍治療

　ところで，除菌に成功したら潰瘍の治療も終了するのでしょうか．以下（**一口メモ：工事中の道路**）にも示しましたとおり，H. pylori の除菌は基本的には潰瘍の再発予防のためです．H. pylori 感染のみでは潰瘍はできません．やはり胃酸の存在が潰瘍発症には重要であり，その治療も酸の分泌抑制が不可欠です．したがって，**表 22** にも示しましたとおり除菌後も消化性潰瘍の治療は通常どおりに行ってください．除菌療法と潰瘍治療は別々に考えてください．

---

*2012年には，エーザイよりパリエットを含む3剤を1日分1シートにしたラベキュア（1次除菌用），ラベファイン（2次除菌用）が市販されています．

一口メモ

工事中の道路

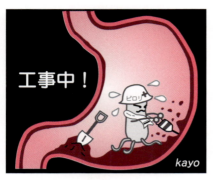

H. pyloriを除菌するとなぜ潰瘍の再発が少なくなるのでしょうか．われわれの考えを図に示します．H. pyloriが感染している胃粘膜はちょうど工事中の道路のようなものです．見た目はきれいでも薄いアスファルトが引いてあるだけですので，そこに重たいトラックが通るとぼこっと穴があいてしまいます．このトラックがすなわち酸分泌です．トラックを通さなくする，すなわち，酸分泌を抑えればある程度潰瘍再発が抑えられますが，根本的には工事をやめさせなければなりません．工事をやめさせる，すなわちH. pyloriの除菌が潰瘍再発の予防に重要なわけです．

　潰瘍が瘢痕化した後の維持療法については，その必要があるかどうかが検討されております．従来潰瘍治癒後の再発予防としてH_2ブロッカーの半量や防御因子増強薬が「維持療法」と称して用いられてきました．H. pyloriの除菌後は再発予防の必要もなく，このような治療は必要なくなるのでしょうか．われわれは除菌療法後も，以下の理由により6ヵ月ぐらいは上記薬剤を内服していただいています．

1. 除菌後胃炎の終息

　H. pyloriを除菌しても感染に伴う生体側の反応は持続し，組織学的にも炎症細胞浸潤が消失するには6ヵ月から1年間を要するといわれています．すなわち，除菌後の組織学的胃炎の終息には長期間を要するため，この間の胃炎の治療としてH_2ブロッカーや，防御因子増強薬の投与は意味あるものと考えます．この持続する胃炎が臨床的に問題となるかについては目下のところ詳細に検討されておりません．

2. 除菌後に出現する粘膜病変の治療，予防

　後述しますが，H. pyloriの除菌後に食道や胃，十二指腸粘膜にびらんなど

の粘膜病変が出現することが知られています．この場合，H. pylori の除菌後に胃酸分泌が回復し，食道・胃・十二指腸の粘膜病変を惹起している可能性が考えられております．特に自覚症状もなく臨床的に問題となる可能性は少ないのですが，各粘膜病変の治療，予防のため酸分泌抑制薬（H_2 ブロッカーなど）や防御因子増強薬の投与を行っています．

E. 保険請求の実際

　高○信○さんを例にとって説明してみましょう．高○さんは胃痛を訴えて平成 28 年 4 月 2 日に東京都下の◎◎大学病院を受診しました．主治医により経過と既往歴より胃潰瘍と診断され，PPI の投与が開始されました．以前より何回も胃潰瘍を繰り返していたそうですが，痛みが取れるとすぐ薬の内服を自分の判断で中止していたそうです．同月 9 日の胃内視鏡検査にて，胃潰瘍であることが確診されました．

　高○さんの場合は再発性の胃潰瘍であり，H. pylori 陽性の場合は除菌療法のよい適応となります．PPI を内服中なので，偽陰性を防ぐため H. pylori の感染診断は PPI の内服終了後 4 週目の 6 月 25 日に行われました．保険適用では 2 週間以上あけることとなっておりますが，当科では偽陰性を防ぐため4 週間をあけてから感染診断を行っております．それでは 6 月分の実際のレセプトを**図 42** に示します．また，参考に各 H. pylori 診断法の医科診療報酬点数を**付録 4**（100 頁）に示しました．どうか正確にご請求ください．

　重ねて強調いたしますが，H. pylori に関する診断治療は，胃内視鏡検査やバリウム造影検査で診断された胃潰瘍，あるいは十二指腸潰瘍，胃 MALT リンパ腫，免疫性（特発性）血小板減少性紫斑病，早期胃癌に対する内視鏡治療後胃，そして胃内視鏡検査で診断された胃炎のみが保険の適用となります．疑い病名は認められません．胃ポリープや胃癌は保険適用外で査定の対象となりますのでご注意ください．

　高○さんは潰瘍の治り具合をみるために 2 度目の胃内視鏡検査を受けました．H. pylori の感染診断として**図 42** は迅速ウレアーゼ試験を行った場合です．試験判定が 15 分程度で済みますので，その日から除菌療法を開始することもできますが，われわれは日を改めています．別の日に時間をかけて内視鏡

所見とともに除菌の必要性とその副作用について説明しています．

　H. pylori に対する静菌作用を有する薬剤が投与されていた場合はその中止日，または終了日を摘要欄に記載します（**図 42** 参照）．*H. pylori* の感染診断に迅速ウレアーゼ試験を選択するメリットは判定が素早いということです．*H. pylori* の感染診断をするときは，傷病名に「ヘリコバクター・ピロリ感染症（疑）」を忘れずにご記載ください．

　図 43 は *H. pylori* の感染診断に細菌培養法を用いた場合です．培養には通常約1週間を要します．感染診断に培養法を選択するメリットは薬剤感受性試験ができるということがあげられます．3次除菌以降の除菌レジメンの選択にはぜひ施行したい検査法です．

　図 44 は *H. pylori* の感染診断に組織鏡検法を用いた場合です．判定には通常の病理診断と同様の時間を要します．本法のメリットとしては併せて病理組織学的診断ができること，また，球状菌の診断が可能であることでしょう．7頁の**一口メモ**で触れましたように，球状菌は培養ができず，また，ウレアーゼ活性を示さないため，ウレアーゼ活性を利用した診断法では陰性となってしまいます．そのため，球状菌の診断は偽陰性を防ぐ意味で大変重要であり，組織鏡検法が欠かせません．

　次に，内視鏡検査を行わない場合です．**図 45** は尿素呼気試験の場合ですが，施設内に測定機器があれば，その日のうちに判定が可能です．そのほか，血中や尿中の抗体を測定する方法もあります．また，2003年に保険適用となった便中抗原測定法も，感度が高く，簡便な検査法です．本法は特に，呼気採取や採血の困難な小児の感染診断に有用です．

　1度目の診断が陰性の場合，さらに別の方法で1回に限り診断検査ができます．内視鏡的診断法が陰性であった場合，再検査法としては尿素呼気試験をお勧めします．最初に内視鏡的検査を行わなかった場合の再検査としては内視鏡的診断法をお勧めします．この再検査の場合も摘要欄に初回と2回目の検査方法および検査結果を記載することになっています（**図 46**）．さらに，2010年4月の保険改正により2種類の感染診断が保険上同時併施可能となりました．より精度の高い検査結果が期待されますが，選択できる検査法の組み合わせには縛りがあります．組み合わせの詳細については**図 36**（50頁）をご参照ください．

診療報酬明細書（医科入院外） 平成28年 6月分 県番 医コ 1医科

氏名：高○信○ 昭和○○年○月○日生

傷病名：
1) 胃潰瘍
2) ヘリコバクター・ピロリ感染症（疑）

診療開始日：平成28年4月2日、28年6月25日

*胃・十二指腸
　ファイバースコピー　　　1,140×1
　咽頭麻酔ほか薬剤費　　　α×1
*内視鏡下生検法（1臓器）　310×1
*迅速ウレアーゼ試験定性　　60×1
*免疫学的検査判断料　　　144×1

（パリエット内服終了年月日：
　　　　　　　平成28年5月27日）

> 本法の場合は，試験結果がすぐ判定できますので陽性であれば当日から除菌療法が開始可能です

> 静菌作用のある薬剤を投与していた場合はその内服中止または終了年月日を記載します

図42　迅速ウレアーゼ試験で感染診断した場合の記入例

診療報酬明細書 (医科入院外)	平成 28 年 6 月分	県番	医コ	1 医科

市町村		老人受		保　険	
公負(日)		公受(日)		記号・番号	
公負(月)		公受(月)			

氏名	高○信○　昭和○○年○月○日生	特記事項	保険医療機関の所在地及び名称	
職務上の事由			診療科（　　）	（　　床）

傷病名： 1) 胃潰瘍
2) ヘリコバクター・ピロリ感染症（疑）

診療開始日：平成 28年4月2日
転帰：28年6月25日

11	初　診		回
12 再診	再　　診　× 回	外来管理加算 × 回	時　間　外 × 回	休　　日 × 回	深　　夜 × 回
13	指　導		

14 在宅：往診／夜間／深夜・緊急／在宅患者訪問診療／その他／薬剤

20 投薬：21 内服薬剤／内服調剤／22 屯服薬剤／23 外用薬剤／外用調剤／25 処方／26 麻毒／27 調基

30 注射：31 皮下筋肉内／32 静脈内／33 その他

40 処置／薬剤
50 手術・麻酔／薬剤
60 検査／薬剤
70 画像診断／薬剤
80 その他：処方せん／その他／薬剤

＊胃・十二指腸
　ファイバースコピー　　　1,140×1
　咽頭麻酔ほか薬剤費　　　α×1
＊内視鏡的生検法（1臓器）　310×1
＊細菌培養同定検査
　（消化管からの検体）　　180×1
＊微生物学的検査判断料　　150×1

培養には約1週間を要します

保険療養の給付	請求点	※決定点	薬剤一部負担金額 円	一部負担金額 円
(日)				
(月)				

※高額　　円　　※公　　点　　※公　　点

図 43　細菌培養法で感染診断した場合の記入例

E. 保険請求の実際

診療報酬明細書 (医科入院外) 平成 28年 6月分 県番 医コ	1医科

市町村		老人受		保険	
公負(日)		公受(日)		記号・番号	
公負(月)		公受(月)			

氏名	高○信○ 昭和○○年○月○日生	特記事項	保険医療機関の所在地及び名称
職務上の事由			診療科(　)　　(　床)

傷病名	1) 胃潰瘍 2) ヘリコバクター・ピロリ感染症(疑)	診療開始日	平成 28年4月2日 28年6月25日	転帰		診察実日数	保(日)　日 (日)　日 (月)　日

11	初　診		回
12 再診	再　　　診　×　　回 外来管理加算　×　　回 時　間　外　×　　回 休　　　日　×　　回 深　　　夜　×　　回		
13	指　導		
14 在宅	往　　診　　　　回 夜　　間　　　　回 深夜・緊急　　　　回 在宅患者訪問診療　　回 そ　の　他 薬　　剤		
20 投薬	21内服薬剤 　内服調剤　×　　回 22屯服薬剤 23外用薬剤 　外用調剤　×　　回 25処　方　×　　回 26麻　毒 27調　基	単 回 単 単 回	
30 注射	31皮下筋肉内 32静　脈　内 33そ　の　他	回 回 回	
40 処	処　置 薬　剤	回	
50 手	手術・麻酔 薬　　　剤	回	
60 検	検　査 薬　剤	回	
70 画	画像診断 薬　剤	回	
80 他	処方せん そ　の　他 薬　　剤	回	

＊胃・十二指腸
　ファイバースコピー　　1,140×1
　咽頭麻酔ほか薬剤費　　　α×1
＊内視鏡的生検法(1臓器)　310×1
＊病理組織標本作製
　　　　(1臓器)　　　　860×1
＊病理診断料　　　　　　450×1
　(または病理判断料　　150×1)

一般病理診断と同様の時間を要します

保療養の給付	請求点	※決定点	薬剤一部負担金額 円	一部負担金額 円
(日)(月)				

※高額　　円　※公　　点　※公　　点

図44　組織鏡検法で感染診断した場合の記入例

さて，以上の検査にて H. pylori の感染が陽性と判定された場合は除菌療法を行います．この場合，のちに述べますがインフォームド・コンセントが治療結果にとって大変大切です．図47は実際のレセプトです．図中にまとめましたが，対象が H. pylori 陽性の消化性潰瘍など，保険適用疾患であることを明らかにしてください．また，薬剤名の記載も図47のようにしてください．「服用時点および服用回数が同じであるものについては例外を除き1剤として算定する」と通知されているからです．この点もご留意ください．

除菌の判定は除菌終了後4週以上経過した患者さんに対し行います．この場合すでに確定診断がついている患者さんが対象なので，内視鏡による検査よりは精度が高く簡便な尿素呼気試験をお勧めします．除菌判定に抗体法を用いる場合には，図48のとおり除菌終了後6ヵ月以上経過した患者さんに実施し，除菌前の抗体測定結果と比較のできる場合とされています．さらに，除菌前後の抗体測定実施年月日および測定結果をレセプトの摘要欄に記載するよう指示されています．

ここで，除菌判定時には除菌終了年月日を摘要欄に記載するよう指示されておりますのでご注意ください．結果が陰性であった場合，除菌成功と判断いたしますが，さらに診断の精度を上げるため，1回に限り異なる検査法で再検査することができます．そして，この場合もレセプトの摘要欄に初回と2回目の検査方法および検査結果を記載することになっています．またここでも，2010年4月の保険改正により2種類の検査法が保険上同時算定可能となりました．より精度の高い除菌判定が期待されますが，選択できる検査法の組み合わせには縛りがあります．組み合わせの詳細については図37（51頁）をご参照ください．

一口メモ

メトロニダゾール

メトロニダゾール（MNZ）は抗原虫薬としてトリコモナス症やアメーバ感染症などに用いられています．本薬剤はトリコモナスにおける耐性菌の増加や発癌性を危惧され，また臨床治験も進まず，2次除菌レジメンに長い間用いられませんでした．しかし2007年8月やっと海外のデータからその有効性が確認され，本薬剤による2次除菌が保険適用となりました．そのため本薬剤は1次除菌には使用できません．また，副作用としてアルコールとの相互作用があります．そのため2次除菌療法中は飲酒を避けていただくことが肝要です．

| 診療報酬明細書 (医科入院外) | 平成 28年 6月分　県番　医コ | 1 医科 |

市町村		老人受		保険	
公負(日)		公受(日)		記号・番号	
公負(月)		公受(月)			

| 氏名 | 高○信○　昭和○○年○月○日生 | 特記事項 | 保険医療機関の所在地及び名称 |
| 職務上の事由 | | | 診療科（　　　）　　（　　床） |

| 傷病名 | 1) 胃潰瘍
2) ヘリコバクター・ピロリ感染症 (疑) | 診療開始日 | 平成
28年4月2日
28年6月25日 | 転帰 | 診察実日数 | 保 (日) (月) | 日
日
日 |

11	初　診		回
12 再診	再　　診　　　× 外来管理加算　× 時間　外　　　× 休　　日　　　× 深　　夜　　　×		回 回 回 回 回
13	指　導		
14 在宅	往　　診 夜　間 深夜・緊急 在宅患者訪問診療 その他 薬　剤		回 回 回 回
20 投薬	21 内服薬剤 　内服調剤　　× 22 屯服薬剤 23 外用薬剤 　外用調剤　　× 25 処　方　　× 26 麻　毒 27 調　基		単 回 単 単 回 回
30 注射	31 皮下筋肉内 32 静脈内 33 その他		回 回 回
40 処置	処置 薬剤		回
50 手	手術・麻酔 薬剤		回
60 検	検査 薬剤		回
70 画	画像診断 薬剤		回
80 他	処方せん その他 薬剤		回

```
*尿素呼気試験                70×1
 ユービット100mg  1錠    283×1
*微生物学的検査判断料       150×1
```

> 内視鏡検査を行わない場合は尿素呼気試験がよろしいでしょう

療養の給付	保	請求点	※決定点	薬剤一部負担金額 円	一部負担金額 円
	(日)				
	(月)				

※高額　　円　　※公　　点　　※公　　点

図45　尿素呼気試験で感染診断した場合の記入例

診療報酬明細書 (医科入院外)		平成 28年 7月分　県番　医コ		1 医科

市町村		老人受		保険	
公負(日)		公受(日)		記号・番号	
公負(月)		公受(月)			

氏名　高○信○　　昭和○○年○月○日生　　特記事項

保険医療機関の所在地及び名称　　診療科（　　）　　（　　床）

職務上の事由

傷病名	1) 胃潰瘍 2) ヘリコバクター・ピロリ感染症	診療開始日	平成 28年4月2日 28年7月23日	転帰	診察実日数	保(日)(月)

11	初　診	×	回
12 再診	再　　　　診　×　回 外来管理加算　　×　回 時　間　外　×　回 休　　　日　×　回 深　　　夜　×　回		
13	指　導		
14 在宅	往　　　診 夜　　　間 深夜・緊急 在宅患者訪問診療 そ　の　他 薬　　　剤		回 回 回 回 回
20 投薬	21 内 服 薬 剤 　　内 服 調 剤　× 22 屯 服 薬 剤 23 外 用 薬 剤 　　外 用 調 剤　× 25 処　　　方　× 26 麻　　　毒 27 調　　　基		単 回 単 単 回 回 回
30 注射	31 皮下筋肉内 32 静　脈　内 33 そ　の　他		回 回 回
40 処置	薬　剤		回
50 手	手術・麻酔 薬　剤		回
60 検	検　査 薬　剤		回
70 画	画像診断 薬　剤		回
80 他	処方せん そ　の　他 薬　　剤		回

＊尿素呼気試験　　　　　　70×1
　ユーピット100mg　1錠　283×1
＊微生物学的検査判断料　　150×1

ピロリ菌診断
→第一回目
平成28年6月25日　培養法（陰性）
→第二回目
平成28年7月23日　尿素呼気試験（陽性）

再検査の場合は記載が必要です

保療養の給付	請求点	※ 決定点	薬剤一部負担金額 円	一部負担金額 円
(日)(月)				

※高額　　円　※公　　点　※公　　点

図46　治療前再検査をした場合の記入例

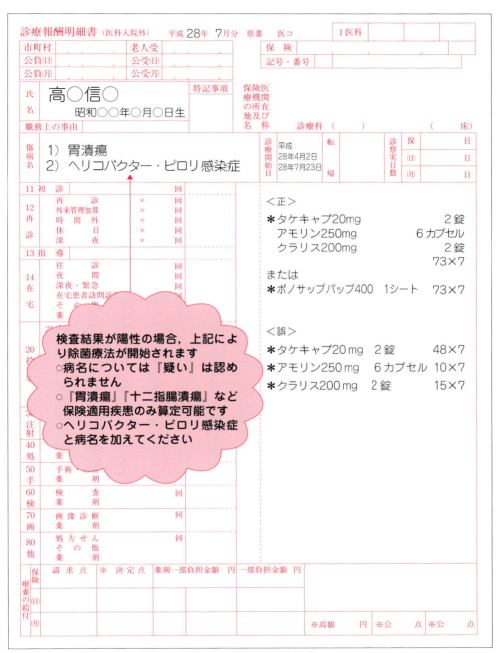

図47　除菌療法の記入例

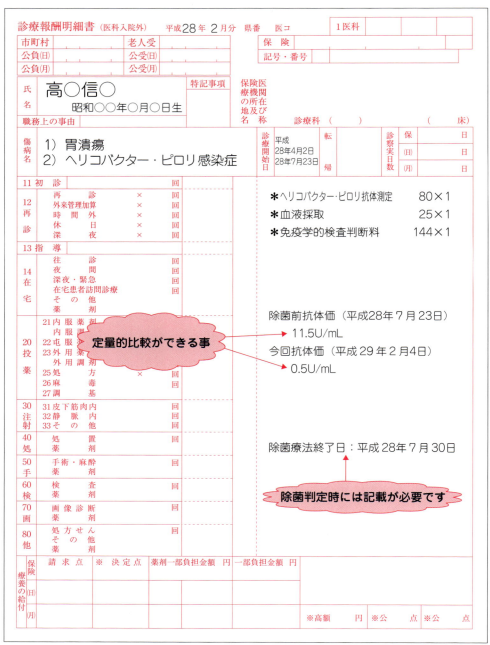

図48 抗体法で除菌判定した場合の記入例

表23 *H. pylori* 感染の診断および治療に関する取り扱い（3）

その他
ヘリコバクター・ピロリ感染の診断および治療については，関係学会よりガイドラインが示されているので参考とすること

（厚生労働省，2000. 11. 1）

　この除菌療法を遂行するにあたり，最も重要なことは，厚生労働省の通知（**表23**）の最後に記載してあるとおり，関係学会の除菌ガイドラインを熟知することです．ぜひ目を通していただきたいと思います．

　除菌判定で不成功に終わった場合は2次除菌を施行します．そのレジメンは53頁に述べたとおり，PPI＋メトロニダゾール＋アモキシシリンの3剤併用療法です．各薬剤の詳細は**図40**（56頁）をご覧下さい．適用の際はもちろんレセプトの摘要欄に「2次除菌」であることの記載が必要です（**図49**）．このレジメンは除菌率90％以上と報告されています．しかし再度失敗した場合は3次除菌となりますが，この場合は生き残った*H.pylori*の薬剤感受性試験がぜひ必要です．そして有効な薬剤を選択し除菌療法を行いますが，この場合は保険適用外のレジメンとなります．

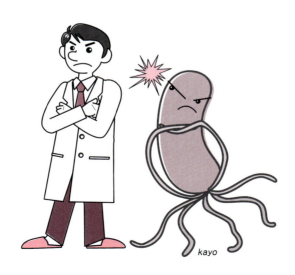

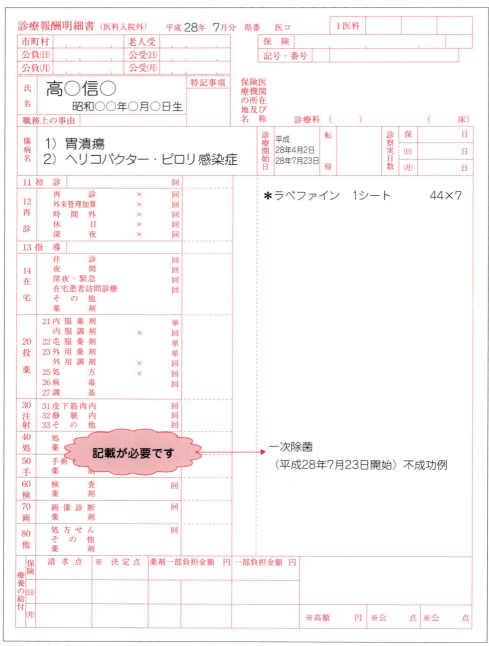

図49 2次除菌療法の記入例

第Ⅳ章
除菌療法に伴う副作用とその対策について

 A. 薬剤の副作用

　わが国で保険収載された3剤併用療法は，ランソプラゾール（LPZ），オメプラゾール（OMZ），ラベプラゾール（RPZ），エソメプラゾール（EPZ）またはボノプラザン（VPZ）のうち1剤を常用量の倍量，アモキシシリン（AMPC）も常用量の1.5倍，クラリスロマイシン（CAM）も常用量または倍量の投与であり，当然薬剤による副作用は避けて通れません．その頻度については，各薬剤の添付文書に詳しく記載されていますが，海外における同じレジメンによる副作用出現率を**表24**に示しました．表に示されるとおり，除菌先進国の現状は32.7％であり，たいへん高い副作用出現率です．除菌療法の長い歴史と経験があるにもかかわらず，欧米においてもこの副作用は避けて通れないようです．

　表25はわが国における最初に保険適用となったレジメンの副作用出現率です．自他覚的な副作用の出現率は33.7％（145例／430例）と海外データとほぼ同様です．主なものは軟便・下痢といった消化管の障害です（22.5％）．

　軟便や下痢は主にAMPCによる副作用と考えられますが，普段の便通の状態が軟便傾向であったり，過去に抗菌薬を内服して下痢などになったことがある方には，整腸薬の併用投与が有効です．もちろん，血性下痢となった場合は除菌薬の内服中止のうえ，主治医へご連絡いただくこととしてください．

　また，口が苦い，あるいは食べ物の味が変わったと訴えられる方がおられます（2.6％）．これはCAMによるものです．CAMは唾液中にも分泌されますので，それ自体が苦い薬のため味覚が変わるわけです．このこと自体は

表24　3剤併用療法の副作用（海外データ）

179例/548例（32.7％）

主なもの：下　痢　　75例（13.7％）
　　　　　味覚異常　51例（9.3％）
　　　　　頭　痛　　15例（2.7％）
　　　　　嘔　気　　12例（2.2％）

表25　3剤併用療法の副作用（国内データ）

217例/430例（50.5％）

主なもの：（自他覚症状）
　　　　　軟　便　　59例（13.7％）
　　　　　下　痢　　38例（8.8％）
　　　　　苦　味　　11例（2.6％）
　　　　　発　疹　　 6例（1.4％）
　　　　（臨床検査値）
　　　　　AST，ALT上昇
　　　　　　　　　　21/422（4.98％）
　　　　　好酸球増多　18/398（4.52％）
　　　　　尿蛋白陽性　16/395（4.05％）

身体に影響ありませんから，口が苦くなっても内服を続けるようあらかじめお話ししておく必要があります．

　さらに，1.4％と頻度は低いですが，発疹が生ずることがあります．これは主にAMPCに対するアレルギー反応によるものです．成書によれば，ペニシリンに対する過敏反応は，使用された患者さんの1〜10％に認められるとされています．これらのうち，アナフィラキシー反応は約0.05％とまれで，さらに致命的となる例は約0.002％と推定されています．また，サワシリン（AMPC）の添付文書によれば，H. pyloriの除菌薬として本剤が使用された場合，1％未満で瘙痒が，1〜5％未満で発疹が出現し，特に重大な副作用として，ショックやアナフィラキシー様症状（呼吸困難，全身紅潮，血管浮腫など）が0.1％未満で発生すると記載されております．これらから，ペニシリンアレルギーはそれほど頻度の高いものではありませんが，致命的となる可能性があるということがわかります．したがって，本剤の成分によ

表 26　除菌に伴う副作用

	2剤併用療法	3剤併用療法
下　痢	3	6
腹　痛	2	2
肝障害	1	1
薬　疹	2	3
口内炎	2	2
味覚障害	3	4
めまい	1	1
合　計	14/53 (26.4%)	19/103 (18.4%)

るショックの既往歴のある患者さんに対する使用は禁忌で，また，本剤の成分またはペニシリン系抗菌薬に対し，過敏症の既往歴のある患者さんへの使用は原則禁忌で，特に必要とする場合には慎重に投与することとされております．

　それでは，ペニシリンアレルギーのある患者さんには他にどのような薬剤が勧められるのでしょうか．欧米における多数の検討からは，プロトンポンプ阻害薬（PPI）にCAMとメトロニダゾール（MNZ）を加える3剤併用療法が，このような症例にまず試みられるレジメンであるようです．しかし，MNZはわが国では一次除菌薬として保険適用されておりません．したがって，このような場合は従来の自費診療または臨床試験による除菌療法となります．

　表26に当科における2剤併用療法，3剤併用療法それぞれの副作用を示します．全国臨床試験の結果とそれほど変わりありません．また，重篤なものの経験もありませんが，副作用により除菌療法を中止せざるをえなかった症例もあり，より安全な除菌法の確立が望まれます．そのため，現在治療ワクチンや常在細菌によるプロバイオティクスなどの検討が進んでおります．その完成には，いま少し時間がかかるようです．いずれにせよ除菌療法を行うには副作用に関する詳細なインフォームド・コンセントが大変重要なわけです．

表27 H. pylori クラリスロマイシン耐性菌の年次推移

	1985	1995	1996	1997	1998	1999	2000	2001	2002	2003
耐性菌株/全菌株	0/32	5/30	6/52	14/90	1/48	14/67	9/77	14/72	12/50	8/47
%	0	16.6	11.5	15.6	2.1	20.9	11.7	19.4	24.0	17.0

14.6%　　　　　　11.6%　　　　　　20.1%

B. 薬剤耐性菌の出現

　除菌療法では抗菌薬を使用するため，当然，薬剤耐性菌の存在が問題となってきます．わが国でよく用いられるAMPCの耐性菌はほとんど認められませんが，CAM耐性菌は年度ごとに確実に増加してきています．MNZ耐性菌には大きな変化はありません．1985～1997年の東京都多摩地区における検討ではAMPCに対する耐性菌は認められませんでした．また，MNZの耐性菌については大きな変化はみられませんでした．ところが，CAMについては1985年にはみられなかった耐性菌が出現していました．**表27**はCAM耐性菌の年次推移です．3年ごとにみても明らかに増加してきています．対象例は除菌療法未施行の方ですので，耐性菌増加の原因としては呼吸器疾患などにCAMが使用され胃内のH. pyloriに対しても同時に作用したためと考えられます．日本ヘリコバクター学会では2002年より5年間，全国規模の薬剤耐性H. pyloriのサーベイランスを行いました．2002年度の報告によりますと，CAM耐性株は202/1069（18.9%）であり，2000年の日本化学療法学会の全国集計21/302（7.0%）に比べ明らかに増加していました．そして興味深いことに，この耐性率には地域差があり，関西の12.2%に比べ，九州・沖縄では27.6%と高率でした．その後2005年度には，CAM耐性株が全国で369/1271（29.0%）とさらに増加したことが発表されています．

　表28はCAMを含む3剤併用療法（保険適用のレジメンによるものがほとんどです）におけるCAM感受性，耐性別の当科の除菌率です．CAM感受

**表 28　CAM 感受性別の除菌率
（CAM を含む 3 剤併用療法）**

	症例数	除菌成功例数	除菌率	
感受性	84	65	77.4 %	*
耐　性	13	5	38.5 %	
合　計	97	70	72.2 %	

*$p < 0.05$

表 29　除菌不成功例における除菌療法別 CAM 耐性獲得率

	症例数	感受性 → 耐性	
2 剤併用療法 LPZ＋CAM	9	8 (88.9 %)	*
3 剤併用療法 含 CAM	19	5 (26.3 %)	
合　計	28	13 (46.4 %)	

*$p < 0.01$
LPZ：ランソプラゾール

性菌の場合は除菌率 77.4％と高率ですが，耐性菌では 38.5％と低率でした．耐性菌例の除菌率は感受性菌例に比べ大変低いことが示されましたが，除菌療法が一般化されつつある現状では大変大きな問題です．CAM 耐性菌の率は前述のとおり，その地区や地方によって異なることが報告されております．耐性菌率の高い地区では除菌療法を始める前に *H. pylori* の薬剤感受性試験を行う必要性があると考えます．

　1 次耐性菌のみならず，2 次耐性菌の増加も問題です．**表 29** に示しましたとおり，除菌不成功例におきましては，CAM 耐性菌が LPZ と CAM による 2 剤併用療法で 88.9％，CAM を含む 3 剤併用療法にて 26.3％で発生してい

表 30　2 次除菌療法における CAM 感受性別除菌率

除菌法	CAM 感受性	CAM 耐性	合　計
LAC OAC LCM	57.1 % (4/7)	0 % (0/2)	44.4 % (4/9)
LAM	66.7 % (2/3)	100 % (3/3)	83.3 % (5/6)

L：ランソプラゾール，　A：アモキシシリン，
C：クラリスロマイシン，O：オメプラゾール，
M：メトロニダゾール

ます．前述のとおり耐性菌となると再除菌の際 CAM を使っては除菌しにくくなります．

　これらのことからは，耐性菌発生予防のためには失敗をしない，より確実な除菌法の確立がもっとも重要と考えられます．保険適用された 3 剤併用療法の除菌率は当科の成績では現在約 70％です．残りの 30％の方は除菌されず，そのうち約 30％の方で耐性菌が発生してまいります．すなわち，除菌をするからには耐性菌予防のためにも 100％の除菌を目指したいものです．前に述べましたとおり，ボノプラザンによる除菌率が 1 次除菌においても大変高いことが報告されており，今後の検討が楽しみです．

　再除菌の場合も薬剤感受性は重要です．最初の除菌に失敗した方の 2 次除菌法は，**表 30** に示しますとおり CAM 耐性菌の場合，CAM を含む除菌法（表の上段の L＋A＋C，O＋A＋C，L＋C＋M です）では除菌できません．PPI＋AMPC＋MNZ など他の薬剤を選択すると除菌率は 100％（3/3）となりました．このように，再除菌においては薬剤感受性試験による的確な薬剤の選択が必要です．

　MNZ 耐性菌の治療効果に対する影響は，現状ではほとんど問題視されておりません．

　ところで，薬剤感受性試験法については先に述べましたが，どの方法を使うのが正確で簡便かの検討が日本化学療法学会により進められました．薬剤

感受性試験の標準法である寒天平板希釈法は費用が高く,しかも複雑で,かつ使用する培地も多く場所もとります．そこで,より簡便なE-テストやドライプレート法の検討が進められました．このうちドライプレート法が寒天平板希釈法と良好な相関を示したことが日本化学療法学会の委員会より発表されました（日化療会誌 **50**：54-58, 2002）．本法が今後わが国における *H. pylori* 薬剤感受性試験の標準法となるよう期待されています．また,このほかにも日本化学療法学会からは**表11**（32頁）に示しましたとおり,寒天平板希釈法による *H. pylori* のブレイクポイント（耐性,感受性を決定する MIC の値）が2000年に発表されました．今後,各治療レジメンそれぞれについてのブレイクポイントの設定が必要です．

C. 上部消化管粘膜障害の発生

　H. pylori の除菌後,食道や胃,十二指腸粘膜にびらんなどの粘膜病変が出現することが知られています．思い起こすと,われわれが除菌療法を開始した当初,除菌には成功したものの心窩部痛などの潰瘍症状が改善しない例や,除菌後に胸やけを訴えられる方が散見され,漠然と *H. pylori* 感染が消失したことが胃の生理機能に何らかの影響を及ぼした結果ではないかと考えていました．

　ところが1997年,Labenzとその共同研究者が重大な発表をしました．彼らは *H. pylori* 感染十二指腸潰瘍患者に除菌療法を行い,3年間経過観察をした結果,除菌成功群においては25.8%,非除菌群では12.9%に逆流性食道炎の発症を認め,すなわち,除菌群ではかえって非除菌群に比し,逆流性食道炎の発症率が有意に高率であったと報告しました．

　その成因の一つとして *H. pylori* の感染により胃酸の分泌が抑制されていたのが,除菌により回復し,結果過酸状態となり,逆流した酸が食道炎を引き起こすのではないかと推測されました．また,除菌後は体重増加をきたす例が多く,その結果,食道下部括約部圧の低下をきたし,食道胃逆流症を生じるのではないかとも考えられました．いずれにせよ,この報告ののち,除菌療法後の問題点として逆流性食道炎の発症が注目されました．われわれも除菌成功例において逆流性食道炎の発生を確認していましたが,Labenzらの

第 IV 章　除菌療法に伴う副作用とその対策について

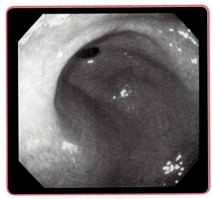

図50　除菌療法前の胃前庭部内視鏡写真：59歳，女性（口絵10参照）

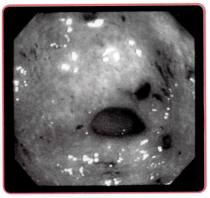

図51　除菌療法後の胃前庭部内視鏡写真：図50と同一例（口絵11参照）
出血びらんの多発を認めます．

報告に比べてごくまれでした．この相違については単純には比較できませんが，逆流性食道炎の診断基準の違いによることも大きいと考えています．

また，逆流性食道炎の他に除菌後に胃や十二指腸粘膜にびらん性変化が散見されることがよくあります．胃びらん例の内視鏡写真を参考に示します．胃の前庭部ですが，除菌前には何ら病変を認めませんが（図50），除菌判定時には多数の出血びらんを認めました（図51）．このような例もあります．

また，十二指腸においては球部のみでなく，通常の内視鏡検査では認めない球後部にもびらんを生じるという特徴があります．この成因としては逆流性食道炎と同様，*H. pylori* の除菌により酸分泌が回復することや，胃内環境の変化により消化管の粘膜抵抗のバランスが崩れることなどが考えられますが，その詳細については不明です．この発症機序を明らかにすべく地道な検討が続けられております．

われわれは除菌療法により *H. pylori* の陰性が 2 年以上持続している 77 例を対象に，粘膜病変の出現について検討しました．その結果，図52 に示しますとおり，2 年間における病変発生率は延べ逆流性食道炎 4/77（5.2％），胃びらん 19/77（24.7％），十二指腸びらん 11/77（14.3％）でした．これらの症例では特に腹痛や胸やけなどの自覚症状を示さず，臨床的には問題となる可能性は少ないと考えられますが，除菌療法の一つの副作用であり，

C. 上部消化管粘膜障害の発生

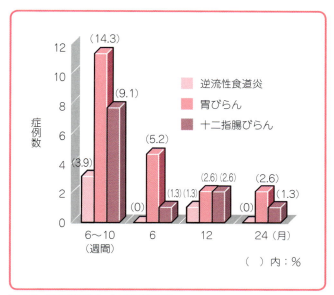

図52　除菌後発生する粘膜病変

その発症機序の解明と，それに伴う治療法や予防法の確立が必要でしょう．

それでは，このような粘膜病変の発生はどのように予知できるのでしょうか．川崎医科大学の春間 賢先生らは，このH. pyloriの酸分泌に対する作用を除菌前後で検討しています．胃体部に萎縮性胃炎を有する14例に除菌療法を施行し，除菌前および1年後の胃液酸度の変化を24時間pHモニターにより測定しました．結果，除菌後に胃液酸度が上昇（平均pH5.12から2.69へ低下）していることが明らかになりましたが，その理由として体部胃炎の改善をあげています．すなわち，胃酸分泌部である胃体部の障害が除菌により改善したため，胃酸分泌が回復したと推察されました．

この結果からは，胃体部の萎縮あるいは胃炎の強い例の除菌では除菌後，酸分泌過剰に伴う病変の出現に注意する必要があることが明らかとなりました．さらに，東海大学消化器内科の白井孝之先生らも除菌治療後の経過観察中に，胃潰瘍の15.0％（3/20），十二指腸潰瘍の23.1％（6/26）で胸やけなど過酸症状を訴えたため，酸分泌抑制薬が投与されたと報告されています．また，早期胃癌検診協会の榊 信廣先生（報告時：東京都立駒込病院）も，

除菌治療後一時的にしろ，酸分泌過剰状態に胃が曝されるわけで，上腹部痛などにより酸分泌抑制薬の投与が必要であった症例を経験していると報告されておられます．すなわち，一部ではありますが，除菌後 H_2 ブロッカーなどによる維持療法がその症状発現予防のため必要となる症例が存在しているわけです．今後どのような症例にこのような維持療法が必要であるかを明らかにしなければなりません．

D．その他

その他，除菌成功後に，肥満やコレステロール上昇などの生活習慣病の出現が報告されています．2016 学会ガイドラインでも，除菌成功後も患者さんへの生活指導の重要性が示されています．

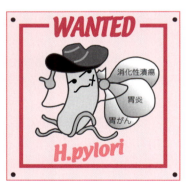

kayo

第V章
患者さんへの情報提供，インフォームド・コンセントの実際

　除菌にかかわる事項として，3本の柱があります．(A) 適応，(B) 診断，そして (C) 治療です．それぞれについて詳しく，かつ平易な言葉で時間をかけて説明し，患者さんから医療行為に対する同意，すなわちインフォームド・コンセントをいただかなくてはなりません．第Ⅳ章に述べましたとおり，副作用が約 50% 出現する治療法です．患者さんがきちんと理解されたうえで，納得して治療を受けていただくべきです．そして除菌療法の良いところだけでなく，副作用についても理解していただきます．これも前に述べましたとおり，除菌治療の問題点として，(1) 使用薬剤による副作用，(2) 2 次耐性菌の出現，(3) 胃びらん，十二指腸びらん，逆流性食道炎，などの粘膜病変の出現が知られており，その発症機序を含めた検討が進んでいますが，除菌療法の開始前には，上記の点に対し十分な説明と同意が必要です．それぞれのインフォームド・コンセントのポイントにつき簡単にまとめてみましょう．

 A. 適 応

　第Ⅱ章 B. (14 頁) で述べましたとおり，除菌療法の適応疾患は胃・十二指腸潰瘍などです．自然経過，すなわち無治療でいると潰瘍は再発率が高いこと，*H. pylori* を除菌するとその再発が激減することをお話しします．特に，一度出血した潰瘍は再発時再度出血する頻度が高く，除菌の絶対適応だと考えています．また，胃 MALT リンパ腫ではその約 70% が *H. pylori* の除菌のみで寛解すること，特発性血小板減少性紫斑病では除菌により約 70% の患者さんで血小板の増加効果があること，さらに早期胃癌に対する粘膜切除術

など内視鏡治療を受けた患者さんでは，その後の胃癌の再発が除菌により約1/3となることをじっくり説明します．さらに，H. pylori 感染胃炎では H. pylori の長期感染により胃粘膜萎縮が進行し，胃癌の発症リスクが高まること，そこでなるべく早い時期の除菌が必要であることをお話します．

B. 診　断

病気の診断を兼ね，われわれは内視鏡検査を受けるようお勧めしています．そして，この場合の H. pylori の感染診断は胃生検材料を用います．当科では胃生検に伴う出血で過去数名の方が入院加療を余儀なくされました．出血の可能性も説明し，内視鏡的止血法など，その対処法についてもあらかじめ説明しておくべきです．

C. 治　療

第Ⅳ章で述べましたとおり，(1) 使用薬剤による副作用，(2) 2次耐性菌の出現，(3) 胃びらん，十二指腸びらん，逆流性食道炎，などの粘膜病変の出現についてご説明します．

薬剤の副作用については，わが国において報告された臨床試験のデータを示し（**表25**，72頁），その発現が50.5％とたいへん高いこと，しかし，主なものは軟便，下痢，苦味，発疹などで重篤なものは少ないことを説明します．そして，大事なことですが，あまり必要以上に恐怖感を与えるような説明は避けたいものです．除菌のご経験が多くなりますと，副作用につきご自身でその手応えがわかってくると考えております．軽度の副作用については除菌薬の内服を続けるようお話します．中等度以上の場合，たとえば発熱とともに全身の皮膚に発疹が出現したり，便に血液が混じったり，ピンク色の下痢となった場合などは，薬剤アレルギーや出血性大腸炎が考えられます．このような場合は，即，除菌薬の内服を中止して主治医に連絡し相談していただくよう，これも時間をかけてゆっくり説明します．

そして，中途半端に除菌療法を自己中止してしまうと除菌に失敗するばか

りでなく，使用した薬剤に対する耐性菌が出現する可能性があること，薬剤耐性菌になると再度の除菌がしにくくなることを強調します．

さらに，除菌成功後にかえって胃のびらんなどが生ずること，しかし治療が必要になるような重症例はたいへん少ないことを説明します．胃・食道逆流による胸やけの出現を心配する先生もおられますが，除菌療法との明確な因果関係は現状では明らかでないこともお伝えください．

最後に除菌率については100％でないこと，保険による1次除菌ではおよそ70％であると説明してください（ボノプラザンを用いた除菌率は大変高いことが報告されています．ご確認下さい）．われわれの経験では，除菌判定後に H. pylori が再出現した例も含め計算すると除菌率は70％程度となりました．インフォームド・コンセントで大事なことは十分時間をかけてじっくり説明していただくことだと痛感しています．

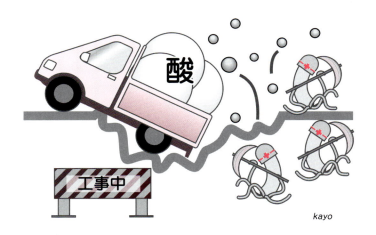

(H. pylori と胃酸，潰瘍との関係．58頁"一口メモ"参照)
重い酸を運ぶトラックが通るとピロリ菌感染により弱った道路(胃粘膜)が容易に傷つきます．

第Ⅵ章
専門医への紹介のポイント

　除菌に成功しても，潰瘍が治癒しなかったり再発する場合は，病因として *H. pylori* 以外も考慮すべきです．NSAIDs 潰瘍やリンパ腫など悪性潰瘍の可能性も考えられます．このような場合は精査のため消化器専門医へ紹介すべきでしょう．また，保険適用の1次・2次除菌不成功の場合は再度内視鏡検査を施行し，胃生検材料により *H. pylori* の薬剤感受性試験を行います．得られた *H. pylori* の薬剤感受性をみて，適当な薬剤を組み合わせて3次除菌を行うのが重要です（**一口メモ：再除菌法**）．この場合はニューキノロン薬など保険適用外のレジメンになるため，自費，あるいは臨床試験による診療となります．したがって，このような場合も専門医へ紹介するのが適当と思われます．

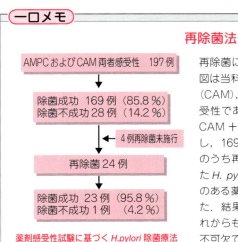

一口メモ

再除菌法

再除菌には薬剤感受性試験が欠かせません．図は当科のデータです．クラリスロマイシン（CAM），アモキシシリン（AMPC）両者感受性であることを確認した197例にPPI＋CAM＋AMPCによる3剤併用療法を施行し，169例で除菌に成功しました．不成功例のうち再除菌に同意された24例から得られた *H. pylori* に薬剤感受性試験を行い，感受性のある薬剤を選択し3剤併用療法を行いました．結果，23例で除菌に成功しました．これからも的確な再除菌には薬剤感受性試験が不可欠であることがわかります．

　ところで除菌療法を複数回行う場合，一般的に2回目のみを「2次除菌」，その他を「再除菌」と呼んでいます．

第Ⅶ章
ピロリ菌除菌の保険適用「Q and A」

 ## A．除菌の対象患者について

Q1：除菌治療は，胃潰瘍または十二指腸潰瘍の患者さんに限られるのですか？

いいえ違います．2010年から，胃MALTリンパ腫や特発性血小板減少性紫斑病の患者さん，早期胃癌に対して粘膜切除術など内視鏡治療を受けた患者さん，また2013年からはヘリコバクター・ピロリ感染胃炎の患者さんでも保険でピロリ菌の除菌療法が受けられます．胃潰瘍または十二指腸潰瘍では，内視鏡検査またはX線造影検査で確定診断され，その後の診断の結果，ピロリ菌感染が陽性であった患者さんに対し除菌治療を行った場合に限り保険適用となります．潰瘍は瘢痕状態でも保険適用となりますが，胃ポリープや胃癌に対する除菌療法は保険の適用外です．また，「胃潰瘍の疑い」など疑い病名での感染診断や除菌療法も認められません．

胃MALTリンパ腫でも確定診断が必要ですが，さらに限局期であるものと通知されています（Lugano国際会議分類のstageⅠもしくはⅡ1の症例）．また特発性血小板減少性紫斑病では，血小板数1万/μLを超える症例で，18歳以上の慢性型のものとされています．適用が難しいですね．やはりこれらの患者さんは血液内科へご紹介するのがよろしいかと考えております．

またヘリコバクター・ピロリ感染胃炎では，胃内視鏡検査で胃炎を確定診断することが保険適用に必要です．

図53は胃潰瘍の「疑い」で胃内視鏡検査と迅速ウレアーゼ試験により *H. pylori* の感染診断を施行された方のレセプトです．迅速ウレアーゼ試験は当然査定の対象となります．

診療報酬明細書（医科入院外）		平成 28年 4月分	県番	医コ		1医科		
市町村		老人受		保険				
公負(日)		公受(日)		記号・番号				
公負(月)		公受(月)						

氏名	高○信○ 昭和○○年○月○日生	特記事項	保険医療機関の所在地及び名称	診療科（　　）	（　　床）
職務上の事由					

傷病名	1) 胃潰瘍の疑い 2) ヘリコバクター・ピロリ感染症の疑い	診療開始日	平成 28年4月2日 28年4月7日	転帰	診察実日数	保	7日
						(日)	日
						(月)	日

11	初　　診		回
12 再診	再　　診 　×	回	
	外来管理加算 　×	回	
	時　間　外 　×	回	
	休　　日 　×	回	
	深　　夜 　×	回	
13	指　　導		
14 在宅	往　　診	回	
	夜　　間	回	
	深夜・緊急	回	
	在宅患者訪問診療	回	
	その他		
	薬　　剤		
20 投薬	21 内 服 薬 剤	単	
	内 服 調 剤 　×	回	
	22 屯 服 薬 剤	単	
	23 外 用 薬 剤	単	
	外 用 調 剤 　×	回	
	25 処　　　方 　×	回	
	26 麻　　　毒	回	
	27 調　　　基		
30 注射	31 皮下筋肉内	回	
	32 静　脈　内	回	
	33 そ　の　他	回	
40 処	処　　置	回	
	薬　　剤		
50 手	手術・麻酔	回	
	薬　　剤		
60 検	検　　査	回	
	薬　　剤		
70 画	画 像 診 断	回	
	薬　　剤		
80 他	処 方 せ ん	回	
	そ　の　他		
	薬　　剤		

＊食道・胃・十二指腸
　ファイバースコピー　　　1,140×1
　　咽頭麻酔ほか薬剤費　　　α×1
＊内視鏡下生検（1臓器）　　310×1 **査定**
＊迅速ウレアーゼ試験　　　　60×1
＊免疫学的検査判断料　　　144×1

療養の給付	保	請　求　点	※	決　定　点	薬剤一部負担金額　円	一部負担金額　円	
	(日)						
	(月)						

※高額　　　円　　※公　　　点　　※公　　　点

図 53　査定対象となった記入例（1）

B．感染診断について

Q2：現在，胃潰瘍などで治療中の患者さんに対して感染診断検査は保険適用可能ですか？

もちろん適用可能です．ただし，ランソプラゾールなど静菌作用をもつ薬剤を投与している患者さんについては，そのような薬剤の中止または終了後2週間以上経過した後に感染診断を行うことになっています．判定偽陰性を防ぐためです．

Q3：それでは静菌作用を有する薬剤について「ランソプラゾール等」とありますが，ランソプラゾールの他には何があるのですか？

静菌作用を有する薬剤については，現在，抗潰瘍薬を中心に調査が進められているところで，今後新たに承認される医薬品がそのような作用を有することも考えられることから「等」としたのだそうです．静菌作用については現状ではプロトンポンプ阻害薬の他に抗菌薬などが考えられます．ウレアーゼ阻害作用など，抗ピロリ菌作用を有する薬剤がここに含まれるかどうかは今後の検討をお待ちください．しかし，いずれにしても診断結果に影響を与えそうな薬剤を使用されているときは内服中止後少なくとも1ヵ月以上あけてから感染診断することをお勧めします．

Q4：学会ガイドラインによれば生検は2ヵ所からが望ましいとされていますが，2ヵ所の算定は可能ですか？

算定はできません．生検は1ヵ所のみの算定です．

Q5：培養法において嫌気培養加算は可能ですか？

嫌気培養加算はできません．細菌培養同定検査（消化管からの検体）の180点のみの算定になります（**付録4**，100頁）．

Q6：除菌判定のための検査はいつでもよいのですか？

除菌判定は除菌薬内服終了後4週間以上経過してから行います．**図54**は

図54 査定対象となった記入例（2）

診療報酬明細書 (医科入院外)				平成 28 年 7 月分　県番　医コ		1 医科	

市町村		老人受		保　険	
公負(日)		公受(日)		記号・番号	
公負(月)		公受(月)			

氏名	高○信○ 昭和○○年○月○日生	特記事項	保険医療機関の所在地及び名称	診療科 (　　)	(　　床)
職務上の事由					

傷病名	1) 胃潰瘍 2) ヘリコバクター・ピロリ感染症	診療開始日	平成 28年4月2日 28年7月23日	転帰		診察実日数	保(日) (日) (月)	日 日 日

```
11 初　診                      回        ＊ボノサップパック400　1シート　73×7
12 再　診    ×        回
   外来管理加算            回
再 時 間 外   ×        回
診 休　日    ×        回
   深　夜    ×        回
13 指　導                      回        ＊迅速ウレアーゼ試験           60×1
14 往　診             回        ＊尿素呼気試験定性             70×1
在 夜　間             回         ユービット100mg　1錠      283×1
宅 深夜・緊急           回
   在宅患者訪問診療       回
   そ の 他             回
   薬　剤
20 21 内服薬剤     単          ＊食道・胃・十二指腸
   内 服 調 剤  ×  回           ファイバースコピー       1,140×1
投 22 屯服薬剤     単            咽頭麻酔ほか薬剤費         α×1
薬 23 外用薬剤     単
   外 用 調 剤  ×  回        ＊内視鏡下生検 (1臓器)        310×1
   25 処　方        回        ＊免疫学的検査判断料         144×1
   26 麻　毒              ＊微生物学的検査判断料       150×1
   27 調　基
30 31 皮下筋肉内          回
注 32 静 脈 内           回        ピロリ菌診断
射 33 そ の 他           回        平成28年7月23日　迅速ウレアーゼ試験 (陰性)
40 処　置              回
処 薬　剤
50 手術・麻酔          回
手 薬　剤
60 検　査              回
検 薬　剤
70 画像診断            回
画 薬　剤
80 処方せん            回
他 そ の 他
   薬　剤
```

保険療養の給付	請求点	※ 決定点	薬剤一部負担金額 円	一部負担金額 円	
(日)					
(月)				※高額　　円　※公　　点　※公　　点	

図 55　同一日に検査 2 法を行った場合の記入例

実際のレセプトです．せっかく詳記されましたが，除菌後4週以内ですので，査定の対象となります．

Q7：他院から紹介された場合は，前医のデータを基に除菌してもよいのでしょうか？ 改めて H. pylori の感染診断をしなくてもよいのでしょうか？

前医の紹介状で H. pylori 陽性が証明されていれば除菌可能です．そして，その場合は症状詳記に H. pylori 陽性である旨をご記載ください．

Q8：感染診断や除菌判定で，学会ガイドラインでは数種の検査を組み合わせて行うとされていますが，実際の保険適用ではどのようにするのが適当でしょうか？

従来，検査法は1法のみの算定が可能で，陰性の場合にのみさらに別の1法の算定が可能でした．図55は実際のレセプトです．胃内視鏡下生検材料で迅速ウレアーゼ試験を行いましたが陰性でした．そこで，尿素呼気試験を行ったところ陽性でしたので3剤併用療法を行いました．迅速ウレアーゼ試験も尿素呼気試験も判定時間が1時間以内であり，どちらかが陰性の場合，同一日に他法の検査が可能となります．

さらに2010年の保険改定により，一度に2種類の検査が算定できるようになりました．検査法の組み合わせには，除菌前と除菌判定の場合で決まりがあります．図36（50頁）と図37（51頁）をよくご覧ください．除菌判定の場合は内視鏡を使わない検査法のみとなっています．

C. 除菌治療について

Q9：アモキシシリンには H. pylori 感染に対する効能追加をしていない薬剤（後発品）もありますが，これを使用した場合，保険請求することは可能ですか？

保険請求することはできません．H. pylori の除菌については臨床試験成績に基づき効能追加申請し，効能追加が薬事法上承認された品目のみ保険請求できます．（品目については図38，図39，付録2参照）

Q10:ランソプラゾール,オメプラゾール,ラベプラゾール,エソメプラゾール,ボノプラザン以外の酸分泌抑制薬やクラリスロマイシン,アモキシシリン,メトロニダゾール以外の抗菌薬を除菌に使用できませんか?

保険上使用できるのは薬事法上承認されたもののみです.H_2ブロッカーやその他の抗菌薬については,現在のところ薬事法上未承認ですので,除菌療法には用いることはできません.

Q11:除菌療法終了日または中止日とはいつを指すのでしょうか?

除菌薬を服用した最終日を指します.

Q12:2次除菌で用いられるメトロニダゾールを最初から1次除菌に使用できませんか?

メトロニダゾールの保険適用の条件として2次除菌に使用することとなっております.したがって,1次除菌には使用できません.しかし薬剤感受性試験によりクラリスロマイシン耐性であることが判明している場合は,メトロニダゾールの使用は医学的に認められると考えます.その場合は,レセプトの摘要欄にその旨を記載していただく必要があります.

D. 保険算定の実際について

Q13:尿素呼気試験に使用される薬剤について,薬剤料の算定は可能でしょうか?

算定可能です.現在,承認されている薬剤は「ユービット錠(大塚製薬)」(薬価283点)と,「ピロニック錠(大日本住友製薬)」(薬価250点)です.

Q14:ピロリ菌感染診断を目的に内視鏡的胃生検を行った際,悪性腫瘍が疑われるポリープがみつかり,同時にそのポリープも採取し,ピロリ菌感染診断と併せて悪性腫瘍の診断のため病理検査を行った以下の場合はどのように算定するのでしょうか?

(1)ピロリ菌感染診断,悪性腫瘍診断の両方を鏡検法により行った場合.

診療報酬明細書（医科入院外） 平成28年7月分 県番 医コ	1医科

市町村		老人受		保険	
公負(日)		公受(日)		記号・番号	
公負(月)		公受(月)			

氏名	高○信○ 昭和○○年○月○日生	特記事項	保険医療機関の所在地及び名称	診療科（　　　）　（　　床）
職務上の事由				

傷病名　1）胃潰瘍
　　　　2）ヘリコバクター・ピロリ感染症

診療開始日　平成28年4月2日／28年7月23日

11 初診		回
12 再診	再　　　診　×　　　回	
	外来管理加算　×　　　回	
	時　間　外　×　　　回	
	休　　日　×　　　回	
	深　　夜　×　　　回	
13 指導		
14 在宅	往　　診　　　　回	
	夜　　間　　　　回	
	深夜・緊急　　　回	
	在宅患者訪問診療　回	
	その他　　　回	
	薬　剤	
20 投薬	21 内服薬剤　　　単	
	内服調剤　×　回	
	22 屯服薬剤　　　単	
	23 外用薬剤　　　単	
	外用調剤　×　回	
	25 処　方　×　回	
	26 麻　毒　　　　回	
	27 調　基	
30 注射	31 皮下筋肉内　　回	
	32 静　脈　内　　回	
	33 その他　　　　回	
40 処置	処　置　　　　　回	
	薬　剤	
50 手	手術・麻酔　　　回	
	薬　剤	
60 検	検　査　　　　　回	
	薬　剤	
70 画	画像診断　　　　回	
	薬　剤	
80 他	処方せん　　　　回	
	その他	
	薬　剤	

＊病理組織標本作成　　　　860×1
　内視鏡下生検法　　　　　310×1
＊迅速ウレアーゼ試験　　　 60×1
　内視鏡下生検法　　　　　310×1　査定
＊食道・胃・十二指腸
　ファイバースコピー　　1,140×1
　咽頭麻酔ほか薬剤費　　　α×1
＊免疫学的検査判断料　　　144×1
＊病理診断料　　　　　　　450×1

保険療養の給付	請求点	※決定点	薬剤一部負担金額 円	一部負担金額 円
(日)				
(月)				

※高額　　円　※公　点　※公　点

図56　内視鏡下生検法を2回行った場合の記入例（査定）

| 診療報酬明細書 (医科入院外) | 平成 28年 4月分　県番　医コ　1医科 |

市町村		老人受	
公負(日)		公受(日)	
公負(月)		公受(月)	

氏名	高○信○ 昭和○○年○月○日生	特記事項	保険医療機関の所在地及び名称
職務上の事由			診療科（　　　）　　　　（　　床）

傷病名
1) 胃潰瘍
2) ヘリコバクター・ピロリ感染症

| 診療開始日 | 平成 28年3月2日 / 28年4月9日 | 転帰 | | 診察実日数 | 保 日 / (日) 日 / (月) 日 |

11	初　診		回
12 再診	再　　診　×　回 外来管理加算　×　回 時　間　外　×　回 休　　日　×　回 深　　夜　×　回		
13	指　導		
14 在宅	往　　診　　　　回 夜　　間　　　　回 深夜・緊急　　　回 在宅患者訪問診療　回 そ　の　他 薬　　剤		
20 投薬	21 内 服 薬 剤　　単 　　内 服 調 剤　×　単 22 屯 服 薬 剤　　単 23 外 用 薬 剤　　単 　　外 用 調 剤　×　回 25 処　　方　×　回 26 麻　　毒　　　回 27 調　　基		
30 注射	31 皮下筋肉内　回 32 静　脈　内　回 33 そ　の　他　回		
40 処置	薬　　剤　　　回		
50 手	手術・麻酔　　回 薬　　剤		
60 検	検　　査　　　回 薬　　剤		
70 画	画像診断　　　回 薬　　剤		
80 他	処方せん　　　回 そ　の　他 薬　　剤		

```
＊タケキャプ20mg            2錠
  アモリン250mg           6カプセル
  クラリス200mg             2錠
                           73×7

＊タケキャプ20mg            1錠
                           24×14
```

保険療養の給付	請求点　※　決定点　薬剤一部負担金額 円　一部負担金額 円
(日)	
(月)	

※高額　円　※公　点　※公　点

図57　除菌療法と潰瘍治療を同時に行った記入例

(2) ピロリ菌感染診断は培養法により，悪性腫瘍診断は鏡検法により行った場合．
(3) ピロリ菌感染診断は迅速ウレアーゼ試験により，悪性腫瘍診断は鏡検法により行った場合．

内視鏡下生検法および病理組織顕微鏡検査については，1臓器につき点数が設定されていますから1回の内視鏡検査で得られた検体について，同時に2つ以上の目的で検査を行った場合であっても，1回のみの算定となります．したがって，上記についてはそれぞれ次により算定します．
(1) 内視鏡下生検法＋病理組織顕微鏡検査のみの算定．
(2) 内視鏡下生検法＋病理組織顕微鏡検査（悪性腫瘍診断目的）＋培養検査の算定．
(3) 内視鏡下生検法＋病理組織顕微鏡検査（悪性腫瘍診断目的）＋迅速ウレアーゼ試験の算定．

図56 に実際のレセプトを示します．本症例では内視鏡下生検法を2回算定しておりますので1回は査定となります．しかし本例は上記の(3)の実例ですが，H. pylori の診断は迅速ウレアーゼ試験で，胃癌の疑いのため病理診断も併せて行いました．これについては適正な保険適用です．

E．その他

Q15：除菌治療後，潰瘍治療を続けることは可能ですか？

除菌治療後は，通常どおり潰瘍治療を行ってさしつかえありませんし，ぜひ行ってください．たとえば，ランソプラゾールは，胃潰瘍治療の場合は8週間，十二指腸潰瘍治療の場合は6週間の投与が可能です．除菌治療期間（7日間）はこの投与期間とは別に投与できます．つまり，除菌治療と潰瘍治療は別個に考えてください．

図57 は処方の実例です．タケプロンは同一日に処方可能です．つまり，除菌療法と潰瘍治療は別個に考えているわけです．除菌終了後には通常の潰瘍治療が開始されます．

（本章は厚生労働省疑義解釈資料などを参考にしました）

付 録

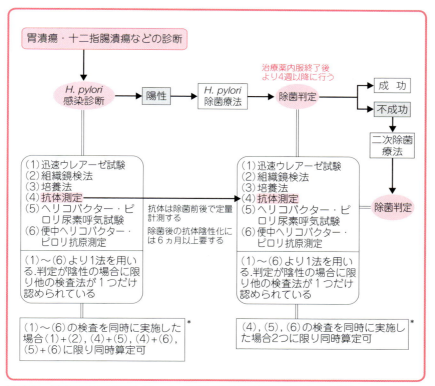

付録 1　保険診療における _H. pylori_ 感染診断から除菌判定までの流れ
＊平成 22 年 4 月より

付　録

付録2　*H. pylori* 除菌薬に係る薬事法承認事項（1次除菌）

(1) 効能・効果

　　ランソプラゾール，オメプラゾール，ラベプラゾール，エソメプラゾール，ボノプラザン

　　「胃潰瘍，十二指腸潰瘍，胃MALTリンパ腫，特発性血小板減少性紫斑病，早期胃癌に対する内視鏡的治療後胃，ヘリコバクター感染胃炎におけるヘリコバクター・ピロリの除菌の補助」

　　アモキシシリン及びクラリスロマイシン

　　「胃潰瘍，十二指腸潰瘍，胃MALTリンパ腫，特発性血小板減少性紫斑病，早期胃癌に対する内視鏡的治療後胃，ヘリコバクター感染胃炎におけるヘリコバクター・ピロリ感染」

(2) 用法・用量

　　「通常，成人にはランソプラゾールとして1回30mg，アモキシシリンとして1回750mg（力価）及びクラリスロマイシンとして1回200mg（力価）の3剤を同時に1日2回，7日間経口投与する．なお，クラリスロマイシンは，必要に応じて適宜増量することができる．ただし，1回400mg（力価）1日2回を上限とする．」

　　または，

　　「通常，成人にはオメプラゾールとして1回20mg，アモキシシリンとして1回750mg（力価）及びクラリスロマイシンとして1回200mg（力価）の3剤を同時に1日2回，7日間経口投与する．なおクラリスロマイシンは，必要に応じて適宜増量することができる．ただし，1回400mg（力価）1日2回を上限とする．」

　　または，

　　「通常，成人にはラベプラゾールとして1回10mg，アモキシシリンとして1回750mg（力価）及びクラリスロマイシンとして1回200mg（力価）の3剤を同時に1日2回，7日間経口投与する．なお，クラリスロマイシンは，必要に応じて適宜増量することができる．ただし，1回400mg（力価）1日2回を上限とする．」

　　または，

　　「通常，成人にはエソメプラゾールとして1回20mg，アモキシシリンとして1回750mg（力価）及びクラリスロマイシンとして1回200mg（力価）の3剤を同時に1日2回，7日間経口投与する．なお，クラリスロマイシンは，必要に応じて適宜増量することができる．ただし，1回400mg（力価）1日2回を上限とする．」

　　または

　　「通常，成人にはボノプラザンとして1回20mg，アモキシシリン水和物として1回750mg（力価），及びクラリスロマイシンとして1回200mg（力価）の3剤を同時に1日2回，7日間経口投与する．なお，クラリスロマイシンは必要に応じて適宜増量することができる．ただし，1回400mg（力価）1日2回を上限とする．」

(3) 使用薬剤

　1) 成分名：ランソプラゾール

　　　販売名：タケプロンカプセル15，同30 ［武田薬品工業（株）］

　2) 成分名：オメプラゾール

　　　販売名：オメプラール錠10，同20 ［アストラゼネカ（株）］

（つづく）

（付録2つづき）

オメプラゾン錠10，同20［田辺三菱製薬（株）］
3）成分名：ラベプラゾール
　販売名：パリエット錠10［EAファーマ（株）］
4）成分名：エソメプラゾール
　販売名：ネキシウムカプセル10，同20［アストラゼネカ（株），第一三共（株）］
5）成分名：クラリスロマイシン
　販売名：クラリシッド錠200［マイランEPD合同会社］
　　　　　クラリス錠200［大正富山医薬品（株）］
6）成分名：ボノプラザン
　販売名：タケキャブ錠10，同20［武田薬品工業(株)＝大塚薬品(株)］
7）成分名：アモキシシリンのうち主なもの
　販売名：アモキシシリンカプセル「トーワ」［東和薬品（株）］*
　　　　　アモリンカプセル125，同250，同細粒［武田薬品工業（株）］
　　　　　サワシリンカプセル，同錠250［アステラス（株）］* **
　　　　　パセトシンカプセル，同錠250［協和発酵キリン（株）］* **
　　　　　ワイドシリン細粒200，同100［Meiji Seika ファルマ（株）］

アモペニキシンカプセル250［ニプロファーマ（株）］**

（*オメプラゾールを選択した場合に適用）
（**ラベプラゾールを選択した場合に適用）

付録3　*H. pylori* 除菌薬に係る薬事法承認事項（2次除菌）

プロトンポンプインヒビター，アモキシシリン及びクラリスロマイシンの3剤投与による*H.pylori*の除菌治療が不成功の場合は，これに代わる治療として，通常，成人にはランソプラゾールとして1回30mg（またはオメプラゾールとして1回20mg，またはラベプラゾールとして1回10mg またはエソメプラゾールとして1回20mg，またはボノプラザンとして1回20mg），アモキシシリンとして1回750mg（力価）及びメトロニダゾールとして1回250mgの3剤を同時に1日2回，7日間経口投与する．

2次除菌が承認されている薬剤	
薬　　剤	製　品　名
プロトンポンプインヒビター	タケプロン［武田薬品工業（株）］ オメプラール［アストラゼネカ（株）］ オメプラゾン［田辺三菱製薬（株）］ パリエット［EAファーマ（株）］ ネキシウム［アトラゼネカ(株)，第一三共(株)］ タケキャブ［武田薬品工業(株)＝大塚製薬(株)］
アモキシシリン	パセトシン［協和発酵キリン（株）］ サワシリン［アステラス（株）］ アモリン［武田薬品工業（株）］ アモペニキシン［ニプロファーマ（株）］
メトロニダゾール	フラジール［塩野義製薬（株）］ アスゾール［富士製薬工業（株）］

付 録

付録4　H. pylori 診断法の医科診療報酬点数（平成28年4月1日より適用）

		組織鏡検法	培養法	迅速ウレアーゼ試験	尿素呼気試験	抗体法	便中抗原測定法
手技料ほか		上部消化管内視鏡検査（生検組織採取のため） （例）胃・十二指腸ファイバースコピー 　　内視鏡下生検法 　　咽頭麻酔ほか薬剤費（薬価） 　　　　　　　　　　　1,140点 　　　　　　　　　　　310点 　　　　　　　　　　　+α点		60点	^{13}C標識尿素薬剤費（薬価） 　　　　　　　　283点	血液採取　　25点 尿採取　　　0点	糞便採取　　0点
	小　計	1,450+α点					
検査実施料		病理組織標本作製（1臓器につき） 　　　　　　　　860点	細菌培養同定検査（消化管からの検体） 　　　　　　　　180点		70点	（定性、半定量）70点 　　　　　　　　80点	146点
検査判断料		病理判断料* 　　　　　　　　150点	微生物学的検査判断料 　　　　　　　　150点	免疫学的検査判断料 　　　　　　　　144点	微生物学的判断料 　　　　　　　　150点	免疫学的検査判断料 　　　　　　　　144点	免疫学的検査判断料 　　　　　　　　144点
合　計		2,460+α点	1,780+α点	1,654+α点	502点 （ユーピット錠の場合） 290点	249点 （血清抗体測定の場合）	

*病理医が常勤する施設では、病理診断料450点

参考文献

1) 日本消化器病学会 Helicobacter pylori 治験検討委員会：Helicobacter pylori 治験ガイドライン．日消誌 **96**：199-207, 1999
2) 特集：Helicobacter pylori 除菌治療保険適用後の諸問題．Helicobacter Research **5**：190-285, 2001
3) 日本ヘリコバクター学会ガイドライン作成委員会：Helicobacter pylori 感染の診断と治療のガイドライン 2003 年改訂版．日本ヘリコバクター学会誌 **4**（suppl）：2-17, 2003
4) 寺野　彰，高橋信一（編）：新ヘリコバクター・ピロリとその除菌法．南江堂，東京，2003
5) 髙橋信一：上部消化管疾患に対する Helicobacter pylori 除菌療法．日消誌 **100**：1285-1294, 2003
6) 胃潰瘍ガイドラインの適用と評価に関する研究班：EBM に基づく胃潰瘍診療ガイドライン．じほう，東京，2007
7) 日本ヘリコバクター学会ガイドライン作成委員会：日本ヘリコバクター学会"H. pylori 感染の診断と治療のガイドライン" 2009 改訂版．日本ヘリコバクター学会誌 **10**：104-128, 2009
8) 髙橋信一，田中昭文，德永健吾：H. pylori 除菌治療の最近の話題．日消誌 **107**：1273-1282, 2010
9) 日本ヘリコバクター学会ガイドライン作成委員会：H. pylori 感染の診断と治療のガイドライン 2016 改訂版．先端医学社，東京，2016

おわりに

　このたび，改訂第 5 版を上梓いたしましたが，初版からの 16 年間はまさに本邦における *H. pylori* 除菌の歴史とともに歩んでまいりました．数々の歴史的場面に立ち会うことができましたが，一番は *H. pylori* 胃炎が保険適用になったことです．自身，俄かに信じられない出来事でした．そこには多くの方々のご努力があったわけですが，これで国民皆除菌の時代となりました．そして，*H. pylori* 胃炎を背景とする各種疾患，とくに胃がん撲滅への道程が定まりました．

　また，この間，日本ヘリコバクター学会の理事を拝命し，また，2014 年には第 20 回本学会学術集会を担当させていただきました．*H. pylori* 胃炎の保険適用後 1 年ということもあり，大いに盛り上がりました．徳永健吾事務局長（杏林大学医学部講師）をはじめ医局の先生方，日本ヘリコバクター学会の関係者に心からお礼を申し上げます．

　H. pylori 除菌の保険適用の実際に関する同様の書籍はなく，また，最新の情報をわかりやすく解説しております．これで本邦における除菌療法が的確に遂行されるものと信じております．

　稿を終えるにあたり，いつも小生を支えてくれている家族に感謝いたします．また，全国の *Helicobacter* 研究の先生方，医局の *Helicobacter* 研究班の先生方，いつも研究への好奇心をかき立てる新鮮な刺激をいただきありがとうございます．さらに，今回第 5 版の企画を担当され大変にお世話になった南江堂の河野壮一氏，制作を担当された一條尚人氏に心から感謝申し上げ，筆を置くこととします．

索　引

● 和　文

あ

アモキシシリン　13, 44, 53, 71
アレルギー反応　72
アンモニア　4, 27

い

胃MALTリンパ腫　24, 49
胃炎　1
　組織学的――　58
　体部――　20
胃潰瘍　14, 19, 87
胃過形成性ポリープ　24
医科診療報酬点数　59, 100
胃癌　21
胃酸分泌　77, 79
異時性胃発癌　21
萎縮性胃炎　20, 79
維持療法　18, 58, 80
1次除菌　48, 50, 53, 54, 93, 98
1次耐性菌　75
胃粘液層　4
胃粘膜上皮　3
胃びらん　78, 81
医療費削減効果　18
インフォームド・コンセント　42, 81

う・え・お

ウレアーゼ活性　4, 27, 35
ウレアーゼ阻害作用　89
エソメプラゾール　53, 71
オメプラゾール　46, 53, 71

か

潰瘍再発率　17
潰瘍治癒率　16
家族内感染　9
活動期潰瘍　16
感染経路　6, 9
感染診断　25, 38, 40, 49, 89
寒天平板希釈法　32, 77

き

機能性ディスペプシア　24
ギムザ染色　29
逆流性食道炎　24, 77, 81, 82
球状菌　7, 29, 60
鏡検法　26, 50, 60, 93, 96
兄弟間感染　11

く・け

口一口感染　7, 9
グラム陰性　3
クラリスロマイシン　13, 32, 44, 50, 53, 71
嫌気培養加算　89

こ

抗体測定（法）　33, 50, 97
抗体法で除菌判定した場合の記入例　68
古典的3剤併用療法　45

さ

再感染　9
細菌培養法で感染診断した場合の記入例　62
再除菌　76, 85
査定対象となった記入例　88, 90
3剤併用療法　13, 44
3次除菌　69, 85
酸分泌過剰　79
酸分泌抑制薬　45, 59

索 引

し

持続感染　9, 19
シードチューブHP　31
十二指腸炎　19
十二指腸潰瘍　16, 44, 49, 53, 87
十二指腸びらん　78, 81
出血びらん　78
消化管の障害　71
上部消化管粘膜障害　77
除菌後胃炎　58
除菌後の感染診断法　51
除菌適応潰瘍　18
除菌判定　40, 89, 92
　　――時期　41
　　――法　51
除菌療法　44, 49
　　――後の潰瘍治療　57
　　――終了日　93
　　――と潰瘍治療を同時に行った記入例　95
　　――の記入例　67
　　――の適用疾患　49
新3剤併用療法　46
迅速ウレアーゼ試験　27, 50, 60, 96
　　――で感染診断した場合の記入例　61

せ

静菌作用のある薬剤　41, 49, 57, 87
前医のデータを基に除菌　90
前庭部胃炎　17

そ

早期胃癌に対する内視鏡治療後胃　21, 47
組織学的胃炎　56
組織鏡検査　28, 50, 60
　　――で感染診断した場合の記入例　63

た・ち

耐性菌　31
　　1次――　75
　　2次――　75, 81
　　薬剤――　74
体部胃炎　20, 79

チニダゾール　45
治療前再検査をした場合の記入例　66
治療ワクチン　73

て・と

鉄欠乏性貧血　25
テトラサイクリン　44
「点」の診断　35
同一日に検査2法を行った場合の記入例　91
特発性血小板減少性紫斑病　25, 53, 81, 87
ドライプレート法　32, 77

な・に・ね

内視鏡下生検法を2回行った場合の記入例　94
内視鏡治療後胃　49, 53
2剤併用療法　46, 73
2次除菌　29, 43, 51, 54, 55, 69, 85
　　――開始時期　54
　　――療法の記入例　70
2次耐性菌　75, 81
2種類の感染診断の同時併施　49, 60
24時間pHモニター　79
ニトロイミダゾール系薬剤　45
日本消化器病学会治験ガイドライン　25
日本消化器病学会治験検討委員会　46
日本ヘリコバクター学会　14
　　――ガイドライン　14, 46
尿素呼気試験　39, 42, 50, 60, 64, 93
　　――で感染診断した場合の記入例　65
粘膜病変　58, 77, 79

は・ひ

培養法　29, 50, 89, 96
パリエット　57
微好気培養　2
非ステロイド抗炎症薬　21, 25
ビスマス製剤　44, 45
びらん　77, 78, 81
ピロニック　93
ピロリ菌感染診断　25
ピロリ菌の診断・治療ガイドライン　13
ピロリテック　27

106

ふ

副作用　71, 81
ブレイクポイント　32, 77
プロトンポンプ阻害薬　13, 52, 89
プロバイオティクス　73
糞一口感染　7, 8

へ

ペニシリンアレルギー　73
ペニシリン系薬剤　45
ヘマトキシリン-エオジン染色　29
ヘリコチェック　29
ヘリコバクター・ピロリ感染症　60
ヘリコバクター・ピロリ感染胃炎　49
便中抗原測定　38, 51, 60

ほ

防御因子増強薬　58
保険算定　93
保険請求　59
母子間感染　9
ボノサップ　54, 57
ボノプラザン　53, 71
ボノピオン　57

ま

マクロライド系薬剤　46
慢性活動性胃炎　13
慢性蕁麻疹　25

め

メトロニダゾール　13, 44, 55, 64, 73
メリディアン HpSA ELISA　38
免疫染色　28, 51
「面」の診断　35

や

薬剤感受性試験　32, 43, 50, 75, 85
薬剤耐性菌　74
薬剤による副作用　71, 81
薬事法承認事項　98, 99

ゆ

輸送培地　27, 31
ユービット　36, 93

ら

ラセン菌　1, 3
ラピラン H. ピロリ抗体スティック　33
ラベキュア　57
ラベファイン　57
ラベプラゾール　47, 53, 71
ランソプラゾール　13, 53, 71, 89

り・る・れ

リンパ腫　85
ルミスポット　33
連続治療　48

索 引

● 欧 文

AMPC　13, 44, 53, 71
^{13}C - 二酸化炭素　35
^{13}C - 尿素　35
CAM　13, 32, 44, 50, 53, 71
Campylobacter　1
Campylobacter pylori　3
Campylobacter pyloridis　3
colloidal bismuth subcitrate (CBS)　44
E - テスト　32, 77
E - プレート　33
EBMに基づく胃潰瘍診療ガイドライン　21
EPZ　53, 71
functional dyspepsia (FD)　24, 44
gastro-esophageal reflex disease (GERD)　24
Giemsa染色　29
Goodwin　3
H₂ブロッカー　18, 21, 44, 58
HE染色　29
Helicobacter　3
H.pylori 感染診断　27, 40

H.pylori 抗体陽性率　9
H.pylori の感染源　7
H.pylori の感染率　7
H.pylori の選択分離培地　30
H.pylori の輸送培地　31
ITP　25
LPZ　13, 53, 71, 89
MACH-1 study　46
Marshall　1, 44
MNZ　13, 44, 55, 64, 73
NSAIDs 潰瘍　85
OMZ　46, 53, 71
PPI　13, 52
rapid urease test (RUT)　27
RPZ　47, 53, 71
sequential therapy　48
TC　44
TNZ　45
urea breath test (UBT)　35
VPZ　53, 71
Warren　1

著者紹介

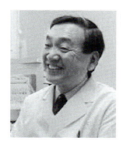

高橋信一（たかはし しんいち）
杏林大学医学部特任教授
立正佼成会附属佼成病院副院長

1950年生まれ
1976年　杏林大学医学部卒業
1980年　杏林大学医学部第三内科学教室助手
1989年　杏林大学医学部第三内科学教室講師
1992年　杏林大学医学部第三内科学教室助教授
1993～95年　ハーバード大学に留学
1999年　杏林大学医学部第三内科学教室教授
2016年　現職
厚生科学研究費補助金「*Helicobacter pylori* 感染の早期発見とその除菌による胃がんの予防に関する研究」(JITHP)東北ブロックコーディネーター
日本ヘリコバクター学会(理事)
日本消化器内視鏡学会(理事, 指導医)
日本消化管学会 (監事)
日本消化器病学会(執行評議員, 指導医), 他

これでわかる　ピロリ除菌療法と保険適用
——ガイドラインに基づく活用法（改訂第5版）

2001年12月 1日	第1版第1刷発行	著　者	高橋信一
2004年11月 1日	第2版第1刷発行	発行者	小立鉦彦
2009年 3月25日	第3版第1刷発行	発行所	株式会社　南 江 堂
2012年10月15日	第4版第1刷発行		✉113-8410 東京都文京区本郷三丁目42番6号
2015年 4月10日	第4版第2刷発行		☎(出版)03-3811-7236　(営業)03-3811-7239
2016年11月10日	改訂第5版発行		ホームページ　http://www.nankodo.co.jp
			印刷・製本　大日本印刷

Guidelines in the Management of *Helicobacter pylori* Infection for General Practitioners, 5th Edition

©Nankodo Co., Ltd., 2016

定価は表紙に表示してあります。
落丁・乱丁の場合はお取り替えいたします。

Printed and Bound in Japan
ISBN978-4-524-25574-0

本書の無断複写を禁じます．
JCOPY〈(社)出版者著作権管理機構　委託出版物〉
本書の無断複写は，著作権法上での例外を除き，禁じられています．複写される場合は，そのつど事前に，(社)出版者著作権管理機構 (TEL 03-3513-6969, FAX 03-3513-6979, e-mail: info@jcopy.or.jp)の許諾を得てください．

本書をスキャン，デジタルデータ化するなどの複製を無許諾で行う行為は，著作権法上での限られた例外（「私的使用のための複製」など）を除き禁じられています．大学，病院，企業などにおいて，内部的に業務上使用する目的で上記の行為を行うことは私的使用には該当せず違法です．また私的使用のためであっても，代行業者等の第三者に依頼して上記の行為を行うことは違法です．

〈関連図書のご案内〉　　＊詳細は弊社ホームページをご覧下さい《www.nankodo.co.jp》

実地医家ならこれを読め！PPI（プロトンポンプ阻害薬）治療のコツがわかる本
木下芳一・高橋信一 編　　A5判・136頁　定価（本体2,500円＋税）　2013.9.

胃がん・大腸がん薬物療法ハンドブック
室 圭 編　　新書判・352頁　定価（本体4,200円＋税）　2016.8.

消化管癌カラーアトラス 内視鏡所見から病理診断へ迫る
田尻久雄・斎藤 豊・池上雅博・九嶋亮治 編　　B5判・444頁　定価（本体14,000円＋税）　2013.5.

はじめての上部消化管内視鏡ポケットマニュアル
藤城光弘・道田知樹・山本頼正・小田一郎・今川 敦 著　　A6判・200頁　定価（本体3,000円＋税）　2014.10.

この1冊ではじめる 上部消化管内視鏡マニュアル 研修医・初心者のために
赤松泰次 編　　B5判・158頁　定価（本体4,500円＋税）　2013.5.

ESDのための胃癌術前診断
小山恒男 編　　B5判・228頁　定価（本体7,000円＋税）　2010.5.

ESDと偶発症 進む勇気と退く勇気
小山恒男・小野裕之 編　　B5判・194頁　定価（本体7,000円＋税）　2012.10.

消化器疾患最新の治療2015-2016 オンラインアクセス権付
菅野健太郎・上西紀夫・小池和彦 編　　B5判・512頁　定価（本体10,000円＋税）　2015.2.

臨床消化器内科マニュアル
小池和彦・一瀬雅夫・矢作直久 編　　B6判・512頁　定価（本体4,500円＋税）　2011.11.

消化器疾患エッセンシャルドラッグ123プラス（改訂第2版）
木下芳一 編　　新書判・422頁　定価（本体3,800円＋税）　2011.11.

消化性潰瘍診療ガイドライン2015（改訂第2版）
日本消化器病学会 編　　B5判・214頁　定価（本体3,500円＋税）　2015.5.

胃食道逆流症（GERD）診療ガイドライン2015（改訂第2版）
日本消化器病学会 編　　B5判・164頁　定価（本体3,200円＋税）　2015.10.

グローバル感染症マニュアル
国立国際医療研究センター国際感染症センター 編　　B5判・254頁　定価（本体5,000円＋税）　2015.4.

今日の臨床検査2015-2016
櫻林郁之介 監修　　B6判・700頁　定価（本体4,800円＋税）　2015.1.

今日の処方（改訂第5版）
浦部晶夫・大田 健・川合眞一・島田和幸・菅野健太郎 編　　B6判・1,220頁　定価（本体6,800円＋税）　2013.11.

今日の治療薬2016 解説と便覧（年刊）
浦部晶夫・島田和幸・川合眞一 編　　B6判・1,376頁　定価（本体4,600円＋税）　2016.1.

定価は消費税率の変更によって変動いたします。消費税は別途加算されます。